WISSENSCHAFTLICHE FORSCHUNGSBERICHTE

WISSENSCHAFTLICHE FORSCHUNGSBERICHTE

NATURWISSENSCHAFTLICHE REIHE

Herausgegeben von

DR. ROLF-JÄGER, BAD HOMBURG V.D.H.

BAND 58

DIE PERIPHERE SCHMERZAUSLÖSUNG UND SCHMERZAUSSCHALTUNG

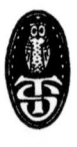

1950

VERLAG DR. DIETRICH STEINKOPFF

FRANKFURT/MAIN

DIE
PERIPHERE SCHMERZAUSLÖSUNG
UND SCHMERZAUSSCHALTUNG

EINE PHARMAKOLOGISCHE ANALYSE DER KAUSALMECHANISMEN

VON

DR. ALBRECHT FLECKENSTEIN

PRIVATDOZENT
AM PHARMAKOLOGISCHEN INSTITUT DER UNIVERSITÄT HEIDELBERG

MIT 22 ABBILDUNGEN

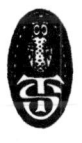

1 9 5 0

VERLAG DR. DIETRICH STEINKOPFF

FRANKFURT/MAIN

ISBN-13: 978-3-642-93646-3   e-ISBN-13: 978-3-642-93645-6

DOI: 10.1007/978-3-642-93645-6

Verlag: Dr. Dietrich Steinkopff, Frankfurt/Main
Lizenz: US - W - 2040
Verfasser: Privatdozent Dr. Albrecht Fleckenstein
Pharmakolog. Institut der Universität Heidelberg

Zweck und Ziel der Sammlung

Als Raphael Eduard Liesegang am 13. November 1947 starb, lagen 57 Bände vor, die er mehr als ein Vierteljahrhundert lang herausgegeben hat. Ursprünglich wollten die „Wissenschaftlichen Forschungsberichte" in Form kritisch-übersichtlicher Sammelreferate die Lücken ausfüllen, die dadurch entstanden waren, daß während des ersten Weltkrieges die wissenschaftlichen Arbeiter in Deutschland von der Weltliteratur abgeschlossen waren und vielfach nicht einmal Gelegenheit hatten, die im deutschen Schrifttum erschienenen Arbeiten zu verfolgen.

Bald wandelten und erweiterten sich Charakter und Absichten der Sammlung. Junge Zweige der Wissenschaft, die sich selbständig herausgebildet hatten und neue Methoden, die auf vielen Teilgebieten naturwissenschaftlicher Forschung zu allgemeiner Bedeutung gelangt waren, wurden in Form von Monographien dargestellt.

Verlag und Herausgeber werden sich bemühen, die „Wissenschaftlichen Forschungsberichte" im Geiste R. Ed. Liesegangs weiterzuführen, und sie sind überzeugt, daß die Tradition, die sie übernehmen, gerade darin besteht, die Sammlung so lebendig und wandlungsfähig zu erhalten, daß sie die Forderungen des Tages zu erfüllen vermag.

Im September 1949

Der Herausgeber:

Rolf Jäger

Institut f. Kolloidforschung d. Universität Frankfurt/M.
Bad Homburg v. d. H.

Vorwort

Ueber die Schmerzauslösung in der Peripherie sind bisher nur sehr lückenhafte Vorstellungen vorhanden. Jahrzehntelang waren die Erörterungen zum Schmerzproblem von der Frage beherrscht, ob es spezifische Schmerzrezeptoren und Schmerznerven gibt, wie v. F r e y annahm, oder ob nach der Ansicht von G o l d s c h e i d e r Druck- und Schmerzempfindung durch dieselben nervösen Elemente fortgeleitet werden. Es ist für diese Entwicklung kennzeichnend, daß die Fragen nach den biochemischen Faktoren bei der Schmerzauslösung gegenüber einer Fülle sonstiger physiologischer Untersuchungen sehr in den Hintergrund getreten sind. Dies ist auffällig; denn schon v. F r e y hatte durch die Hypothese, die Erregung der Schmerznervenendigungen erfolge durch chemische Stoffe, die Aufmerksamkeit auf humorale Faktoren gelenkt.

Für die Pharmakologie und Toxikologie liegen auf diesem bisher wenig bearbeiteten Teilgebiet der Schmerzforschung bedeutsame Probleme; denn der Wirkungsmechanismus zahlreicher schmerzerregender Gifte kann sich nur aus der Beeinflussung biochemischer Prozesse erklären. Ebenso hängt eine befriedigende Deutung der Lokalanästhesie von der Beantwortung dieser Grundfragen ab. Die vorliegende Abhandlung versucht in dieser Hinsicht eine Lücke zu schließen. Unsere Ergebnisse gründen sich vor allem auf der genauen Wirkungsanalyse einer Gruppe stärkster „Schmerzstoffe", die sich als außerordentlich aktive — die Zyanide z. Teil weit übertreffende — Gifte für die Zelloxydationen erwiesen haben. Solche Zusammenhänge zwischen Schmerz und Zellatmung waren bisher nur für den Anoxämieschmerz bekannt; sie müssen nunmehr auf eine große Gruppe schmerzerregender Substanzen ausgedehnt werden. Darüber hinaus haben sich neue Vorstellungen hinsichtlich der Schmerzauslösung durch andere schädliche Eingriffe sowie hinsichtlich der Lokalanästhesie ergeben.

Sinn und Zweck dieser Schrift ist es, das periphere Schmerzgeschehen als ein mit exakter naturwissenschaftlicher Methodik angreifbares, zellphysiologisches Problem herauszuarbeiten, in dessen Mittelpunkt der Stoffwechsel des geschädigten Gewebes steht.

In Verehrung und Dankbarkeit sei diese Schrift Herrn Professor Dr. F. E i c h h o l t z zum 60. Geburtstag gewidmet, der die hier zusammengefaßten Untersuchungen mit Anregungen und Ratschlägen vorangetrieben hat.

Herrn Dr. Roman M u s c h a w e c k sowie den Herren cand. med. H. G. S c h m i t z und H. E b e r l e danke ich für ihre entscheidende Mithilfe bei der Durchführung der experimentellen Arbeiten.

Heidelberg Frühjahr 1949

Der Verfasser

INHALT

A. Zur Physiologie des Schmerzes

I. Der Schmerz und seine peripheren Rezeptionsorgane

Der Schmerz tritt als nützlicher Warner, aber auch als gefürchteter Peiniger bei der Störung der normalen Lebensfunktionen gebieterisch in Erscheinung. Er ist dem Trieb zur Selbsterhaltung als mächtige Peitsche beigegeben. Nach Rein (1) stellt der Schmerzapparat seiner Tätigkeitsweise nach einen Reflex- und Kontrollmechanismus dar, dem die Ueberwachung des Stoffwechsels aller Gewebe untersteht. Der Ausfall der Schmerzempfindung gibt das Individuum in erhöhtem Maße der Gefährdung durch die Umwelt preis.

Schmerzempfindungen können von den meisten Organen ausgelöst und dem Zentralnervensystem zugeleitet werden. Der Charakter der Schmerzempfindung zeigt je nach dem Ursprungsort charakteristische Eigenheiten: Der Hautschmerz ist entweder hell, stechend und gut lokalisierbar oder wird als brennend empfunden; er reizt das Individuum zu Kampf oder Flucht. Der tiefe Organschmerz ist dagegen dumpf, lähmend, deprimierend und zwingt zu Inaktivität. Beide Schmerzqualitäten erscheinen, worauf Wolff und Wolf (2) hinweisen, in hohem Maße zweckmäßig.

Für das Studium des Schmerzsinns hat vor allem das gut zugängliche Hautorgan Bedeutung. Entsprechend den verschiedenartigen Reizen der Umwelt, die die Haut treffen, sind außer der primitiven, „protopathischen" Sensibilität für Schmerz noch die höheren „epikritischen" Sensibilitäten für Berührung, Kälte und Wärme vorhanden. Histologisch ist dementsprechend eine Reihe besonderer Nervenendorgane in der Haut gesichert, wie z. B. die Meissnerschen, Paccinischen, Krauseschen und Golgi-Mazzinischen Körperchen, die Ruffinischen Endorgane, die Merkelschen Scheibchen und schließlich einfache, undifferenzierte Nervenfasern, die als Äste eines oberflächlichen Netzes frei und ohne Endorgane bis in die obersten Epithellagen eindringen.

Die Zuordnung bestimmter physiologischer Funktionen an diese verschiedenen anatomischen Substrate ist schwierig und hat trotz intensiver Bearbeitung zu keinen ganz befriedigenden Ergebnissen geführt. Immerhin stimmen auch neueste Untersucher darin überein, daß als die eigentlichen — wenn vielleicht auch nicht ausschließlichen — Empfänger für Schmerz diese freien, undifferenzierten, teilweise marklosen Fasern angesprochen werden müssen [Woollard (3), Woollard, Weddell und Harpman (4)].

Auch die Frage nach der Art der Fasern, die zur Weiterleitung der sensiblen Impulse dienen, hat durch verschiedene Befunde eine

gewisse Klärung erfahren. Die Untersuchungen von E r l a n g e r und
G a s s e r (5) haben zur Abgrenzung von 3 Fasertypen (A, B und C-
Fasern) im sensiblen Nerven geführt, die sich durch große Verschie-
denheit hinsichtlich der Dicke, Leitungsgeschwindigkeit, Aktionsstrom-
dauer, Refraktärzeit usw. unterscheiden [vergleiche Tabelle 1 nach
G r u n d f e s t (6)].

Tabelle 1
Eigenschaften der A-, B- und C-Fasern

Gruppe	A	B	C
Faserdurchmesser μ	20 — 1	3	ohne Myelinscheide
Leitungsgeschwindig-keit m/sek.	100 — 5	14 — 3	2
Spitzenpotential Dauer msek.	0,4 — 0,5	1,2	2,0
Negatives Nach-potential in % Spitzenpotential	3 — 5	–	3 — 5
Dauer msek.	12 — 20	—	50 — 80
Positives Nach-potential in % Spitzenpotential	0,2	1,5 — 4,0	1,5
Dauer msek.	40 — 60	100 — 300	300 — 1000
Absolute Refraktär-periode msek.	0,4 — 1,0	1,2	2,0
Empfindlichkeit gegen Asphyxie	+ +	+ + +	+

Die Uebermittlung der Berührungsimpulse scheint besonders durch
die dicken und schnellen A-Fasern, Kälte und Wärme vielleicht mehr
durch die B-Fasern, Schmerz durch die dünnen, langsam leitenden
C-Fasern zu erfolgen. Die A-Fasern haben den höchsten Sauerstoff-
bedarf. Bei Asphyxie des Nerven werden sie rascher als die dünnen,
Fasern der C-Gruppe gelähmt [C l a r k , H u g h e s und G a s s e r (7)];
für die Schmerzleitung in den C-Fasern spricht, daß der asphyktische
Nerv für Schmerzimpulse am längsten durchgängig bleibt. Umgekehrt
wird von Novocain die Schmerzleitung eher als für andere zentripetale
Impulse, z. B. Kälteempfindung unterdrückt [W o l f und H a r d y (8)].
Es ließ sich zeigen, daß dabei Novocain die C-Fasern eher als die der
A- und B-Gruppe blockiert.

Die C-Fasern dürfen jedoch nicht als ausschließliche Schmerzfasern angesprochen werden. Nach Befunden von Adrian(9) und Zotterman(10) laufen in ihnen auch nach nicht schmerzhafter Reizung zentripetale Erregungen ab. Andererseits wurde festgestellt, daß auch die Fasern der B-Gruppe und vielleicht dünnere Fasern der A-Gruppe zur Schmerzleitung dienen können. Diese Befunde geben eine Erklärung für das eigenartige Phänomen der doppelten Schmerzempfindung [Gasser(11)]: Ein starker, kurzer Schmerzreiz — etwa das Berühren eines heißen Gegenstandes — hat gewöhnlich eine äußerst schnelle, gut lokalisierbare Schmerzempfindung von mehr stechendem Charakter zur Folge, an die sich dann nach einem kleinen Intervall ein schlecht lokalisierbarer, brennender Dauerschmerz anschließt. Es scheint, daß die schnelle, stechende Schmerzempfindung in den dikken, rasch leitenden Fasern der A- und B-Gruppe verläuft, während die langsamere, brennende Schmerzempfindung durch die C-Fasern übermittelt wird. Bei Neuritis, Nervenschädigungen, Asphyxie kann die Schwelle für den schnellen, stechenden Schmerz beträchtlich erhöht, für brennenden Schmerz erniedrigt sein. Auch dies spricht für getrennte Bahnen der beiden Schmerzqualitäten.

Der Nachweis streng spezifischer, durch ihre Dicke abgrenzbarer Schmerzfasern im sensiblen Nerven ist also bis heute nicht erbracht. Der Gedanke ist auch neuerdings wieder vertreten worden, daß der Schmerz weniger durch die Spezifität seiner anatomischen Rezeptoren und Leitungsorgane, als durch die spezifische Art der Erregung in einer beliebigen Einzelfaser von den anderen sensiblen Qualitäten abzugrenzen wäre [vergl. Schaefer(15)]. Die alte Streitfrage zwischen v. Frey(12) und Goldscheider(13), ob es einen durch eigene Organe gekennzeichneten Schmerzsinn gibt oder ob der physiologische Funktionsablauf in dem auf mechanische Reize eingestellten Nervenapparat entscheidend ist, hat durch die aufgeführten Ergebnisse an Gewicht verloren. Eine Beantwortung in dem einen oder anderen Sinn ist wahrscheinlich überhaupt nicht möglich. Manche Befunde entsprechen mehr den Vorstellungen Goldscheiders, wonach die sensiblen Nerven schmerzhaft erregt werden, wenn die Reizung ein gewisses Maß überschreitet; andere Tatsachen wie z. B. die gesicherte Bedeutung der freien Nervenendigungen für die Schmerzrezeption und die bevorzugte Beteiligung der C-Fasern an der Schmerzleitung sind mehr im Sinne v. Frey's zu deuten, der diese Spezifität der Endorgane und der Leitungsbahnen mit besonderem Nachdruck vertrat. Zahlreiche Autoren, darunter auch O. Foerster(14), Zotterman(10), Schaefer(15) sind von der Ueberbetonung der Frey-Goldscheiderschen Kontroverse abgerückt und werden den beiden Auffassungen gerecht.

II. Die Natur der Schmerzreize, Schmerzschwellen, Schmerzreaktionen

L é r i c h e (16) ist der Ansicht, daß der Schmerz nicht als physiologische Sinnesqualität neben die taktile Sensibilität und die Wärmeempfindung gestellt werden dürfe, sondern als eine Abart der normalen Sensibilität gelten müsse. Dies entspricht auch der Meinung älterer Autoren, die die Ursachen des Schmerzes in einer Modifikation bzw. Perversion der Nervenerregung sahen. Der Eingriff in die Nervenfasern selbst, die Desorganisation der Nervensubstanz [R i c h e t (17)] sollte schmerzauslösend wirken. Auch B l i x (18), der Entdecker der Schmerzpunkte, nahm an, daß Schmerz entsteht, „wenn die Gewalt den sensiblen Nerven selbst trifft, er mag sonst peripherisch mit einem Endorgan beliebiger Natur verbunden sein". Ungeachtet der gerade in diesem Punkte stark divergierenden Auffassung stimmen alle Schmerztheorien letzten Endes in der richtigen Erkenntnis überein, daß als Schmerzreize nur schädigende Einwirkungen auf den Organismus in Betracht zu ziehen sind. Die verschiedenen mechanischen, thermischen, elektrischen und chemischen Schmerzreize haben das Gemeinsame, daß sie entweder zu reversiblen Störungen oder zu irreversiblen Zerstörungen des Gewebes führen. Jede wissenschaftliche Erörterung über das Wesen des Schmerzes muß, wie S t r ü m p e l l (19) betont, von dem Gesichtspunkt ausgehen, daß „die Schmerzempfindung niemals durch einen für den physiologischen Betrieb des Organismus notwendigen, sondern stets durch einen außergewöhnlichen Reiz entsteht, der störend in den normalen Ablauf der physiologischen Vorgänge eingreift und zu Veränderungen führt, die außerhalb des physiologischen Geschehens liegen." Die Erforschung des Schmerzes, d. h. die Erforschung der Ursachen und der näheren Vorgänge bei seinem Zustandekommen wäre daher streng genommen nach S t r ü m p e l l eine Aufgabe der pathologischen Physiologie, obwohl eine solche Einengung sicher nicht der allgemein biologischen Bedeutung des Schmerzes gerecht wird.

Die meisten Methoden der Schmerzprüfung werden dadurch beeinträchtigt, daß zwischen der Intensität des Schmerzreizes und der Intensität der Schmerzempfindung oft keine exakten Beziehungen bestehen. Häufig liegt ein Mißverhältnis zu dem Ausmaß der schmerzerregenden Schädigung vor; der Schmerz kann z. B. bei schwerer Verwundung gering und bei leichten Störungen unerträglich sein. Durch zahlreiche, vor allem auch chemische Schmerzreize kann die Schmerzempfindung bei zunehmender Reizintensität oder Reizdauer beeinträchtigt werden (Anaesthesia dolorosa).

Wichtiger und verläßlicher als die Bestimmung von Schmerzintensitäten ist daher für experimentelle Studien die Festlegung der von Fall zu Fall weit weniger variablen Schmerzschwellen. Dabei muß sich die

Prüfung der Schmerzempfindung, wenn sie einen Sinn haben soll, auf Beobachtungen beim Menschen mit vollem Bewußtsein aufbauen. Die Schwellenermittlung wird am besten auf Grund der Aussagen geübter Versuchspersonen durchgeführt. Auch bei Erforschung der anderen Sinnesqualitäten hat dieses Verfahren ebenso wie beim Schmerz zu gut reproduzierbaren Ergebnissen geführt.

Zur Prüfung des „Schmerzsinnes" sind die mechanischen, thermischen, elektrischen und chemischen Reize grundsätzlich in gleicher Weise verwendbar. Es besteht lediglich die Notwendigkeit, einen Reiz zu wählen, dessen Intensität veränderlich ist und gemessen werden kann; der Reiz soll außerdem die Schmerzempfindung selbst nicht stärker stören und eine klare Bestimmung der Schmerzschwelle gestatten. Für jede Reizart liegen Methoden vor, die diesen Anforderungen entsprechen. Neben die klassische Reizhaarmethode nach v. F r e y sind neuere z. Teil sehr leistungsfähige Verfahren getreten z. B. nach K o l l und R e f f e r t die faradische Reizung der Pulpanerven (20) des Zahnes sowie die Methode nach H a r d y , W o l f f und G o o d e l l (21), wobei strahlende Hitze zur Anwendung kommt. Diese Autoren (2) konnten zeigen, daß unter ihren Bedingungen noch etwa 22 Intensitätsgrade zwischen der Schwellen-Empfindung und dem maximalen Schmerz unterschieden werden können. Je zwei dieser Stufen werden als eine Schmerzeinheit zusammengefaßt und als 1 „Dol" bezeichnet.

Die Schmerzerzeugung durch physikalische Maßnahmen ist im wesentlichen auf die wenigen prinzipiellen Möglichkeiten der mechanischen, thermischen und elektrischen Reizung beschränkt. Im Vergleich dazu sind die Möglichkeiten durch Anwendung der verschiedensten chemischen Substanzen Schmerz zu erzeugen, fast unbegrenzt und kaum zu übersehen. Die Schwellen werden dabei am besten durch intrakutane Injektion der Substanzen (Quaddelversuche) ermittelt und die noch schmerzerzeugenden Grenzkonzentrationen im Vergleich zu 0,9 %-igen NaCl- bzw. Ringerlösungen festgestellt. Auch von einer größeren Anzahl Versuchspersonen können so meist gut übereinstimmende und reproduzierbare Schwellenangaben erhalten werden.

Abgesehen von Störungen am nervösen Apparat kann die Schmerzschwelle durch Gewebsalterationen beeinflußt werden. So sind die Schmerzschwellen in entzündeten Gebieten gewöhnlich bedeutend erniedrigt und Reize, die sonst keinen schädigenden Charakter haben, rufen Schmerz hervor. L e w i s und H e ß (22) konnten zeigen, daß genügende mechanische Reizung der Haut eine gesteigerte Empfindlichkeit gegen Wärmeeinwirkung verursacht; es tritt spontanes Brennen auf, wenn die Hauttemperatur über 32—34⁰ erhöht wird. Nach Ultraviolett-Bestrahlung kann die erythematöse Haut eine Schmerzschwellensenkung von 50 % zeigen [S c h u h m a c h e r (23)]. Auch die Schleimhaut des Oesophagus (24) und Magens (25) sowie der Blase (26) ist bei entzündlicher Schwellung empfindlicher und reagiert dann auf faradische Reizung schmerzhaft.

Streng zu unterscheiden von der relativ konstanten Empfindungsschwelle für Schmerz sind die Schwellen für die Schmerzreaktionen, die sehr schwanken und schon beim gleichen Individuum eine Abhängigkeit von der jeweiligen psychischen Reaktionslage zeigen. Diese Schmerzreaktionen werden an Gefühlsäußerungen, z. B. Zusammenkneifen der Augenlider, Zittern der Füße, Unlustlauten, Abwehrreflexen erkennbar und können auch als Tachykardie, Blutdruckerhöhung, Schweißausbruch in Erscheinung treten. Als objektives Maß für diese sekundären Schmerzfolgen kann die Aenderung des elektrischen Hautwiderstandes beim Schweißausbruch dienen [W o l f f und W o l f (2)]. Alle diese Schmerzreaktionen stehen jedoch als psychische Probleme außerhalb der eigentlichen Fragen, die im Rahmen unserer Darstellung zu behandeln sind.

III. Bisherige Vorstellungen zum chemischen Mechanismus der Schmerzauslösung

Die Vorstellung, daß Schmerzreize im allgemeinen nicht direkt wirken, sondern erst durch Auslösung chemischer Vorgänge im geschädigten Gewebe zur Schmerzerregung führen, ist zuerst durch v. F r e y vertreten worden. Zwischen Reiz und Erregung sollte beim Schmerz ein „chemisches Zwischenglied" eingeschaltet sein. Bestimmte Stoffe, die durch die geschädigten Zellen gebildet werden oder nach Verletzung aus den Zellen in den Interzellulärraum übertreten, kommen nach dieser Auffassung an die Nervenendigungen heran und wirken dann schmerzerregend. Die lange Latenzzeit*) nach Einwirkung feiner Stacheln und scharf schneidender Instrumente, die bis zu einigen Sekunden betragen kann, wurde als ein Hinweis auf eine indirekte Wirkung des mechanischen Schmerzreizes angesehen. Auch R e i n (1) glaubt, daß derartige Aenderungen in der chemischen Beschaffenheit der extrazellulären Flüssigkeit als adäquater Schmerzreiz gelten müßten. Die chemisch-stoffliche Natur dieses schmerzerzeugenden Reizes wird in gleicher Weise von L e w i s und H e ß (22) auf Grund experimenteller Beobachtungen an entzündeten Hautbezirken betont. Der Hautschmerz durch Frost, Strahleneinwirkung oder direktes Trauma

---

*) Nach E i c h l e r (27) sind die durchschnittlichen Reaktionszeiten bei Schmerzreizen am Unterarm z. B. mehr als dreimal so groß, wie bei wenig überschwelligen Druckreizen. Eine Erklärung hierfür ergibt sich z. Teil wohl schon aus der langsamen Schmerzleitung in den C-Fasern.

ist nach L e w i s an die Freisetzung einer oder verschiedener chemischer Substanzen gebunden, die in die Gewebsspalten eindiffundieren und die Schmerznervenendigungen überregbar machen. Es wird angenommen, daß diese Substanz je nach der Art der Schädigung in verschiedenen Zeitabständen erscheint, schnell nach Schlag oder Verbrennung, langsam bei Ischämie oder Exposition gegen UV-Licht. Durch Verschluß der Zirkulation wird der Effekt der fraglichen Substanz gesteigert; sie könnte nach Ansicht dieser Autoren vielleicht mit Histamin oder einer Histaminverbindung (H-Substanz) identisch sein.

Die Störungen des extrazellulären · Milieus, die als mögliche Ursache der Schmerzentstehung vor allem zu erwägen sind, betreffen u. a. die Azidität, die Isoionie und die Isotonie.

Die Bedeutung von Aziditätsverschiebungen hat sich schon aus alten Versuchen von G r ü t z n e r (28) ergeben, wobei eine Reihe von organischen und anorganischen Säuren (sowie auch einige Laugen) an kleinen experimentell gesetzten Hautwunden geprüft wurden. Bei den Säuren entsprach die Stärke der Schmerzwirkung mit einigen Ausnahmen der Azidität. Schon relativ geringe Reaktionsverschiebungen nach der saueren Seite sind nach v. G a z a und B r a n d i (29) im Gewebe schmerzreizend: bei intrakutaner Injektion isotonischer Phosphatpufferlösungen traten bei einem pH, das dem Gewebe entsprach (pH = 7,2), keine subjektiven Beschwerden auf. Zunehmend saure Lösungen führten jedoch zu immer stärkeren Schmerzen, die dann schon bei pH 5,8 von den Versuchspersonen als unerträglich angegeben wurden. Alkalische Lösungen von pH 8 und etwas größer waren dagegen so gut wie schmerzlos. Wesentlich ist, daß Verschiebungen der Gewebsreaktion nach der sauren Seite — bis in die als stark schmerzerregend festgestellten pH-Bereiche — nach den Messungen von S c h a d e , N e u - k i r c h und H a l p e r t (30) im Eiter akut entzündlicher, schmerzhafter Prozesse (Furunkel, Phlegmonen, Panaritien) u. U. eintreten könnten. Es wurden Werte von pH 5,9 festgestellt. Dagegen zeigten der Eiter aus schmerzlosen kalten Abszessen sowie Oedemflüssigkeiten, Exsudate und Stauungstranssudate annähernd neutrale Reaktion. Die Schmerzhaftigkeit geschlossener Infektionsherde soll, wie v. G a z a und B r a n d i (31) annehmen, auf eine örtliche Azidose und eine sich dabei entwickelnde erhebliche Vermehrung der H+-Ionen zurückzuführen sein. Injektion von alkalischen Lösungen in Abszeßhöhlen beseitigte nach ihren Beobachtungen die Schmerzen, Injektion saurer Phosphatlösungen in kalte Abszesse führte ·dagegen umgekehrt zu den Empfindungen einer akut entzündlichen Affektion. Offenbar kommt der Schmerz bei Magen- und Duodenalgeschwüren gleichfalls durch Säure zustande. Ebenso wie Salzsäure sind am Magen auch Schwefelsäure und Essigsäure wirksam [P a l m e r (32)].

Störungen der Isoionie könnten auch durch ein verstärktes Auswandern des intrazellulär angehäuften Kaliums in den extrazellulären Raum eintreten. Eine derartige Ionenverschiebung ist tatsächlich bei jeder Gewebsschädigung zu erwarten. Es ist eigenartig, daß auch die Kaliumionen, wie schon G r ü t z n e r (28) fand, schmerzerregend sind. Während schwache Kochsalz- und Lithiumchloridlösung auf frische Wunden gebracht nicht reizen, erzeugen äquimolare Kalisalzlösungen „heftigste, brennende Schmerzen" (G r ü t z n e r). Die verschiedenen Kalisalze sind dabei in ihren Wirkungen ganz ähnlich. Auch Kaliseifen erwiesen sich beim Waschen der Wunden viel stärker schmerzwirksam als Natronseifen. Der objektive Nachweis einer Reizung sensibler Fasern durch Kaliumsalzlösungen ließ sich auch am Reflexfrosch erbringen. Beim Kaninchen führte Reizung des Vagus (zentrales Ende nach Durchschneidung) durch Kaliumchlorid zu stark verlangsamter Atmung und erzeugte langdauernde exspiratorische Stillstände. Auch nach R. M. M o o r e (33) hat intraarterielle Injektion von Kalium- sowie Rubidiumsalzlösungen schmerzhafte Erregung der Nervenendigungen an den Gefäßen zur Folge, während Lithium-, Natrium- und Caesiumsalze ohne Wirkung sind. M o o r e führt die schmerzerzeugende Eigenschaft von Kalium und Rubidium auf ihren kleinen Ionendurchmesser und ihr gutes Permeationsvermögen zurück.

Störungen der Isotonie, wie sie z. B. durch Injektion hypo- oder hypertonischer Lösungen verursacht werden, wirken ebenfalls als Schmerzreiz. Sie dürften aber unter den im Organismus möglichen Bedingungen für die Schmerzentstehung keine entscheidende Rolle spielen [v. G a z a und B r a n d i (29)]; auch beim Entzündungsschmerz sind nach der Auffassung von M o o r e, M o o r e und S i n g l e t o n (34) weniger die Störungen der Isotonie als das Kalium und die im Gewebe gebildeten Säuren von Bedeutung. Bei der Erörterung eines „chemischen Zwischenglieds" im Sinne v. F r e y's müßte man also nach dem heutigen Stand der Dinge in erster Linie an die Wasserstoff- und Kaliumionen denken, wenn man von Histamin oder ihm nahestehenden Stoffen absieht.

B. Die Schmerzstoffe und ihr Wirkungsmechanismus

Die chemischen Stoffe, die nicht durch direkte Veränderung der Gewebsazidität, der Isoionie oder Isotonie, sondern auf Grund anderer Eigenschaften Schmerz erregen, sind außerordentlich zahlreich. Es ist daher erstaunlich, daß bis heute keine systematischen Versuche unternommen worden sind, um unter Verwendung derartiger spezifisch wirksamer Schmerzstoffe die biologischen Zusammenhänge bei der Schmerzentstehung zu klären.

Untersuchungen von G o l d s.c h e i d e r und H a h n (35) sowie von
G o l d s c h e i d e r und J o a c h i m o g l u (36) erstreckten sich fast nur
auf schwach wirksame, chlorierte Kohlenwasserstoffe. So ruft Chloro-
formwasser erst in kleinen Schnittwunden und bei intrakutaner Injektion Schmerz hervor. Bei Einwirkung auf die intakte Haut ist
Chloroform in hoher Konzentration nötig. Es tritt dann nach einer
vorübergehenden Reizung der Temperaturnerven ebenfalls Schmerzempfindung ein [G o l d s c h e i d e r und J o a c h i m o g l u (36); R o l-
l e t t (37)]. Aehnlich wie Chloroform verhält sich hierbei Dichlor-
methan, Tetrachlorkohlenstoff, Aethylidenchlorid, Aethylendichlorid,
Tetrachloräthan, Pentachloräthan, Dichloräthylen, Trichloräthylen und
Tetrachloräthylen. Vorstellungen über den Wirkungsmechanismus dieser Stoffe wurden nicht geäußert.

Unter den gleichen Bedingungen weit stärker schmerzerregend als
die aufgeführten chlorierten Substanzen ist z. B. das Allylsenföl. An
nicht verhornten Epithelbezirken wie den Augenbindehäuten und den
Schleimhäuten des Respirationstrakts werden schon durch geringste
Mengen dieser Substanz Schmerzempfindungen (Stechen, Brennen,
Beißen, Schneiden) hervorgerufen und reflektorischer Tränenerguß
ausgelöst. Bei feiner Verteilung in Luft genügen schon weniger als
100 mg/cbm, um diese Schleimhauterscheinungen in kürzester Zeit
bis zur Unerträglichkeit zu steigern [F l u r y (38)]. Wirkungsmäßig
schließen sich an das Allylsenföl einerseits halogenhaltige Substanzen
an, z. B. die Ester der Monohalogenessigsäuren und halogenhaltige
Ketone; andererseits halogenfreie Stoffe, wie Acrolein, Formaldehyd
und Pfefferstoffe [H e u b n e r (39)]. Auch bei intrakutaner Injektion
rufen diese Substanzen noch in hohen Verdünnungen stärkste Schmerzempfindungen hervor. Die in Tabelle 2 aufgeführten schmerzerregenden Grenzkonzentrationen wurden in Quaddelversuchen am Unterarm
festgestellt.

Tabelle 2
S c h m e r z w i r k s a m e G r e n z k o n z e n t r a t i o n e n e i n i g e r
S c h m e r z s t o f f e
(Intrakutane Injektion)

Stoff	noch Schmerzempfindung bei mol. Konz.
Formaldehyd	$4,15 \cdot 10^{-4}$
Monochlorazeton	$2,7 \cdot 10^{-4}$
Monobromessigsäureäthylester	$3,0 \cdot 10^{-5}$
Bromzyan	$4,7 \cdot 10^{-5}$
Allylsenföl	$3,3 \cdot 10^{-5}$
Akrolein	$6,0 \cdot 10^{-5}$
Monobromazeton	$1,8 \cdot 10^{-6}$

In Anbetracht unserer unbefriedigenden Kenntnisse über den Mechanismus der peripheren Schmerzentstenung beanspruchen solche noch in Spuren wirksame Gifte, hohes physiologisches Interesse. Sie werfen die Frage auf, welcher objektiv faßbare Eingriff in die normale Lebenstätigkeit des Epithels, als Ursache für eine derart starke spezifische Schmerzwirkung in Betracht zu ziehen ist.

F l u r y hat als erster eine Hemmung fermentativer Prozesse des Zellstoffwechsels angenommen. Analogieschlüsse zur Wirkung der stoffwechselhemmenden Monohalogenessigsäuren werden vor allem durch den Umstand nahegelegt, daß die Ester dieser Säuren außerordentlich schmerzerregend sind. B a c q (40) hat daher die Ansicht vertreten, daß die schmerz- und tränenerregenden halogenhaltigen Stoffe ebenso wie Monojodessigsäure die Glykolyse spezifisch hemmen. Die Reizwirkung dieser Stoffe wurde von ihm mit der Einschränkung der glykolytischen Zellfunktionen in Zusammenhang gebracht. Dieser Auffassung standen aber eigene Ergebnisse entgegen, die auf Beziehungen zwischen Schmerzwirkung und einer Oxydationshemmung hinwiesen; denn Allylsenföl schädigt noch in hohen Verdünnungen die Zellatmung, ohne die anaeroben Prozesse gleichstark zu beeinträchtigen [F l e c k e n s t e i n (41)]. Die Hoffnung liegt nahe, daß auch beim Schmerz — wie schon in vielen anderen Fällen — das Studium spezifisch wirksamer Gifte entscheidende Einblicke in physiologische Funktionen vermitteln könnte. Es wurde daher von uns eine größere Reihe stark schmerzerregender Substanzen auf ihre Wirkungen im Zellstoffwechsel untersucht. Dabei sollte vor allem geklärt werden:

1) ob die in Frage kommenden Stoffe bereits in so geringen Konzentrationen zu Veränderungen des Zellstoffwechsels führen, daß sich hieraus ein Zusammenhang mit ihrer schmerzerregenden Wirksamkeit ergibt;

2) ob stark schmerzerregende Substanzen trotz verschiedener chemischer Konstitution auch in ihren objektiv faßbaren Stoffwechselwirkungen charakteristische Aehnlichkeiten zeigen;

3) ob mit der sensiblen Reizwirkung speziell eine Aufhebung der Glykolyse oder aber eine Hemmung der Zellatmung in Beziehung gebracht werden kann.

Unsere Untersuchungen erstreckten sich zunächst auf die Ester der Monohalogenessigsäuren, halogenhaltige aliphatische und aromatische Ketone sowie auf andere halogenhaltige und halogenfreie Stoffe, die dem Allylsenföl in der Wirkungsweise entsprechen und es z. Teil an Intensität der Schmerzwirkung noch übertreffen. Um bessere Vergleiche zu ermöglichen, wurden auch die nicht sensibel reizenden

Monohalogenessigsäuren sowie Natriumzyanid in die Versuchsreihen einbezogen.*)

I. Der Einfluß der Schmerzstoffe auf Zellatmung und Glykolyse

Da der Eingriff schmerzerregender Stoffe sich an dem epithelialen Organ der Haut vollzieht, wurde als adäquates Testobjekt Froschhaut gewählt. Sie kann ohne stärker zerstörenden Eingriff leicht gewonnen werden und zeigt über viele Stunden eine ziemlich konstante Höhe der Atmung und anaeroben Glykolyse.

Bei Verwendung mittelgroßer Temporarien beträgt die mittlere Dicke der Haut gewöhnlich nicht mehr als 0,5 mm. Damit sind die Bedingungen der Grenzschnittdicke nach W a r b u r g erfüllt und bei unserer Versuchsanordnung für sämtliche Gewebsbezirke eine ausreichende Sauerstoffversorgung durch Diffusion gesichert. Das Anfertigen von Gewebsschnitten erübrigt sich daher.

Zum Vergleich wurde auch der Einfluß sämtlicher an Froschhaut geprüfter Substanzen auf den Stoffwechsel von Hefe im einzelnen untersucht.

Versuchsanordnung bei Froschhaut

Die durch Abziehen gewonnene Haut eines dekapitierten Frosches wird von anhängenden Muskelresten befreit und dann mit der Schere längs über Rücken una Bauch zu 2 möglichst gleichen Hälften geschnitten. Die Rükkenpartien werden wegen ihrer verdickten Hautleisten entfernt.

Die eine Hälfte wird jeweils als Kontrolle in 100 ccm normale Frosch-Ringer-Lösung, die andere Hälfte in die gleiche Menge gifthaltiger Ringer-Lösung gebracht. Die Lösungen enthalten 100 mg % Glukose. Die Aufbewahrung während der Einwirkungsdauer der toxischen Substanzen erfolgt in luftdicht verschlossenen, 130 ccm fassenden Erlenmeyerkolben, bei einer Temperatur von 18—20 Grad. Durch Absättigung der Kolben mit Sauerstoff wird bis zum Beginn der manometrischen Stoffwechselmessungen für ausreichende Atmungsmöglichkeit gesorgt.

1) Atmungsmessung:

Stücke der vergifteten, sowie der ungifteten Froschhauthälften werden auf einige Tröge verteilt, die je 2 ccm reine Ringer-Lösung mit 100 mg % Glukose-Zusatz enthalten. CO_2 - Absorption durch 5-%ige Kalilauge. Temperatur 30⁰. Messung des Sauerstoffverbrauchs nach einem Druck- und Temperaturausgleich von 15 Min. über 60 Min. nach der üblichen W a r - b u r g methode in reiner Sauerstoffatmosphäre.

2) Messung der anaeroben Glykolyse in 95 % Stickstoff + 5 % CO_2.

Die Tröge enthalten je 2 ccm Glykolyse-Ringer (0,025 mol. $NaHCO_3$) bei 100 mg % Glukosegehalt. Die Glykolyse wird stets gleichzeitig mit der Atmung und an Teilen der gleichen Froschhaut bestimmt. Die Werte für

---

*) Ein Teil der Untersuchungen über die Oxydations- und Glykolysebeeinflussung durch Schmerzstoffe wurde vom Verfasser noch am Institut von Prof. F l u r y † in Würzburg in den Jahren 1943—45 ausgeführt (vergl. FIAT-Bericht Pharmakologie III, Abschnitt Toxikologie).

den Sauerstoffverbrauch, wie für die CO_2-Austreibung, entsprechend der anaeroben glykolytischen Säurebildung, werden jeweils auf 100 mg des im Anschluß an den Versuch durch Trocknen bei 100^0 ermittelten Trockengewichts der Hautstücke berechnet.

Versuchsanordnung bei Hefe

Für die Herstellung der Suspensionen wurde frische Bäckerhefe (Saarpfalz-Hefe A.G., Ludwigshafen) im Verhältnis 1 g auf 200 ccm 1/20 mol. prim. Na-Phosphatlösung verwendet und von diesen Aufschlämmungen je 60 ccm in kleine Erlenmeyerkolben gegeben. Die zu prüfenden Stoffe werden jeweils in alkoholischer Lösung zugesetzt, ohne dabei einen Alkoholgehalt von 1 pro Mill. in den Suspensionen zu überschreiten. Die Ansätze werden ohne Glukosezusatz bei Zimmertemperatur von 18—20^0 unter Luftzutritt gehalten. Bei den Versuchen mit NaCN und KCN werden die Kolben mit O_2 abgesättigt und verschlossen. Im Abstand von einzelnen Stunden werden aus diesen vergifteten Ansätzen Proben entnommen und gleichzeitig mit den unvergifteten Kontrollen, die immer aus der gleichen Hefesuspension hergestellt sind, nach der W a r b u r gmethode untersucht.

1) Atmungsmessung:

Die Tröge werden mit je 2 ccm der Suspensionen = 10 mg Hefe + 0,2 ccm 8 %-ige Glukoselösung beschickt. CO_2-Absorption durch 0,1 ccm 5 % KOH. Sauerstoff-Partialdruck etwa 700 mm Hg; Temperatur 30^0; Schüttelgeschwindigkeit 120/Min. Nach 15 Min. Druck- und Temperaturausgleich, Messung des O_2-Verbrauchs über 30, bei einzelnen Hefen 40 Min.

2) Messung der anaeroben Glykolyse in Stickstoff:

Die Tröge enthalten jeweils 2 ccm der Aufschlämmung = 10 mg Hefe + 0,2 ccm 8 %-ige Glukoselösung. Temperatur 30^0, Schüttelgeschwindigkeit 120/Min. Nach 15 Min. Druck- und Temperaturausgleich, Messung der CO_2-Produktion über 30 bzw. 40 Min.

Die aus der Ablesung nach 30 bzw. 40 Min. berechneten Werte für Sauerstoffverbrauch und Kohlensäureproduktion der vergifteten Ansätze, werden mit den normalen Werten der Kontrollen verglichen und die Verminderung des O_2-Verbrauchs bzw. der CO_2-Produktion in Prozent der Hemmung im Vergleich zu den normalen, unvergifteten Suspensionen umgerechnet. Die erhaltenen Prozentwerte, die stets das Mittel aus einigen immer nur wenig auseinanderliegenden Messungen sind, geben bei kurvenmäßiger Darstellung in Abhängigkeit von der Zeit, den ganzen Vergiftungsablauf wieder. Als Einwirkungszeit gilt dabei jeweils die Spanne vom Zeitpunkt des Giftzusatzes bis zur Ablesung bei Versuchsende.

Unsere Ergebnisse beruhen auf etwa 2500 Messungen an Froschhaut und Hefe.

a) Vergleichsversuche mit den nicht schmerzwirksamen Monohalogenessigsäuren

Die freien Monohalogenessigsäuren bzw. ihre Salze sind im Gegensatz zu den Methyl- und Aethylestern nicht sensibel reizend. Bei intrakutaner Injektion hat das Natriumsalz der Monobromessigsäure selbst in Konzentration 1 : 1000 noch keine Schmerzwirkung, während der Aethylester noch in Konzentration 1 : 200 000 fast unerträglichen Schmerz verursacht. Es war daher zunächst zu klären, ob die halogenhaltigen Ester in den Zellstoffwechsel anders als die freien Monohalogenessigsäuren eingreifen.

Ueber den Einfluß der freien Monohalogenessigsäuren auf den Zellstoffwechsel liegen viele Arbeiten vor. Die Entdeckung von L u n d s g a a r d (42), der als erster die spezifisch hemmende Wirkung dieser Substanzen auf die Glykolyse der Zelle beobachtete, hat sehr zahlreiche Bestätigungen gefunden: Bei der tierischen Zelle erleidet die Milchsäurebildung eine bedeutend stärkere Schädigung, als die Zellatmung; auch die Milchsäurebildung von Bakterien erlischt [M e y e r (43)]. Besonders gut bekannt sind die Verhältnisse beim Muskelgewebe [L u n d s g a a r d (42), M e y e r h o f und B o y l a n d (44)]. Erst bei Anwendung stärkerer Konzentrationen wird auch die Zellatmung aufgehoben. Diese Hemmung der Zelloxydationen scheint aber zunächst nur dadurch verursacht zu sein, daß infolge Einschränkung der glykolytischen Prozesse ein Mangel an veratembaren Spaltprodukten eintritt. Dementsprechend fand K r e b s (45), daß Zusatz von Laktat bei Gehirn-, Hoden- und Sarkomgewebe ein Absinken der oxydativen Prozesse nach Monojodazetatvergiftung verhindern kann. Nach D r u c k r e y (46) ist auch der Stillstand des isolierten Froschherzens nach Monojodessigsäurevergiftung durch Laktatzusatz wieder aufzuheben.

Eine eigene Versuchsserie mit Monobromazetat ergab auch bei der Froschhaut das charakteristische Ueberwiegen der Glykolysehemmung: In 10 Versuchen wurde bei Konzentration 1 : 25 000 und einer Einwirkungsdauer von 2 bis 2½ Stunden eine mittlere Glykolysehemmung von 56,7 % bei einer gleichzeitigen Atmungshemmung von 35 % gefunden. In 5 Versuchen bei Konzentration 1 : 50 000 und einer Einwirkungsdauer von 3 bis 3½ Stunden betrug die Glykolysehemmung im Durchschnitt 45,2 %, die Atmungshemmung 21 % (Vergl. Anhang Tab. I). Das gleiche Verhältnis zwischen Atmungs- und Glykolyseschädigung ergab sich auch bei Vergiftung der Froschhaut durch Monojod- und Monochloressigsäure. Doch treten bei der letzteren die Hemmungen erst in stärkeren Konzentrationen ein. Als Beispiel eines tierischen Gewebes läßt demnach Froschhaut ebenso wie anderes Zellmaterial die bekannte spezifisch glykolysehemmende Wirkung der Monohalogenessigsäuren gut erkennen.

Der Stoffwechsel von Hefe wird durch die Monohalogenessigsäuren ebenfalls in seiner anaeroben Phase stärker als in der aeroben getroffen. Nach übereinstimmenden Befunden von N i l s s o n , Z e i l e und v. E u l e r (47), K l u y v e r und H o o g e r h e i d e (48), E h r e n - f e s t (49), B o y s e n - J e n s e n (50) ist eine weitgehende Hemmung der alkoholischen Gärung möglich, ohne stärkere Atmungshemmung. Auch bei Hefe vermag Zusatz eines veratembaren Substrats, z. B. Alkohol [L u n d s g a a r d (42)], die durch Monohalogenessigsäure reduzierte Atmung wieder zu erhöhen. Unsere Ergebnisse an Bäckerhefe entsprachen in allem den Angaben der Literatur, sodaß hier auf die Wiedergabe verzichtet werden kann.

b) Die Ester der Monohalogenessigsäuren

$$\text{Halogen} - CH_2 - C\diagup^O - O - C_2H_5$$

Ueber den Einfluß der schmerzwirksamen Ester der Monohalogenessigsäuren auf die Stoffumsetzungen der Zelle liegen in der Literatur bisher keine Angaben vor; doch wurde gewöhnlich eine mit den freien Säuren übereinstimmende Wirkung angenommen. Diese Auffassung trifft aber, wie unsere Untersuchungen ergaben, schon an Hefe nicht zu. Die Ester sind zwar ebenso wie die freien Säuren bzw. ihre Salze außerordentlich starke Gifte für die Desmolyse, sie unterscheiden sich aber im speziellen Wirkungscharakter ganz wesentlich.

Besonders auffallend ist, daß die Methyl- und Aethylester der Monojod- und Monobromessigsäure noch in hohen, millionenfachen Verdünnungen den Sauerstoffverbrauch der Hefezellen bedeutend einschränken, ohne dabei die alkoholische Gärung zu beeinflussen [F l e k - k e n s t e i n (51)]. Erst durch stärkere Konzentrationen wird dann auch die Glykolyse mitbetroffen. Die Gärungshemmungen setzen aber erst ein, wenn die oxydativen Prozesse eine Einschränkung von 40—50 % erfahren haben (vergl. Tabelle 3).

Tabelle 3

H e m m u n g d e r A t m u n g u n d G ä r u n g v o n B ä c k e r h e f e d u r c h
E s t e r d e r M o n o h a l o g e n e s s i g s ä u r e n
(Vergiftungsstand nach 1½ Stunden Einwirkung)

Monojodessigsäureäthylester:

Konzentration	Atmungshemmung	Gärungshemmung
1 : 2 Millionen	40 %	—
1 : 1 Million	45 %	7 %
1 : 400 000	49 %	14 %
1 : 200 000	60 %	28 %
1 : 100 000	75 %	83 %

Monobromessigsäureäthylester:

Konzentration	Atmungshemmung	Gärungshemmung
1 : 20 Millionen	—	—
1 : 10 Millionen	35 %	—
1 : 5 Millionen	42 %	—
1 : 2 Millionen	56 %	3 %
1 : 1 Million	58 %	5 %
1 : 400 000	61 %	11 %
1 : 200 000	64 %	28 %
1 : 100 000	67 %	87 %

Monochloressigsäureäthylester:

Konzentration	Atmungshemmung	Gärungshemmung
1 : 2 Millionen	—	—
1 : 1 Million	18 %	—
1 : 500 000	28 %	—
1 : 200 000	39 %	—
1 : 100 000	41 %	2 %
1 : 50 000	43 %	5 %
1 : 25 000	45 %	7 %

Die Atmungshemmungen treten nach Zusatz der halogenhaltigen Ester in den Hefesuspensionen praktisch ohne Latenzzeit ein und erreichen rasch und bei allen Konzentrationen etwa gleichzeitig ihr Maximum. Dieses Maximum ist nach 20—30 Minuten meist schon fast vollständig ausgebildet. Dagegen entwickeln sich die Schädigungen der Glykolyse erst nach einer gewissen Latenzzeit (vergl. Tabelle 12) deutlich und sind dann über viele Stunden in dauerndem Fortschreiten. Die Geschwindigkeit des Hemmungseintritts hängt dabei von der Konzentration der Ester ab.

Diese auffälligen zeitlichen Unterschiede zwischen dem Eintreten der Atmungs- und Gärungshemmungen sind aus Abb. 1 am Beispiel des Aethyl-Esters der Monobromessigsäure ersichtlich.

Die Aethylester der Monojod-, Monobrom- und Monochloressigsäure stimmen in allen charakteristischen Eigenschaften weitgehend überein. Die einzelnen Vergiftungsverläufe können in ihrer ganzen zeitlichen Entwicklung über Stunden und Tage aus Anhang-Abb. 1—4 entnommen werden. Der Aethylester der Monobromessigsäure übertrifft bei unserer Versuchsanordnung den entsprechenden Ester der Monojodessigsäure etwas an Wirksamkeit. Der Monochloressigsäureäthylester ist dagegen wesentlich schwächer. Ganz ähnliche Verhältnisse gelten für die Methylester, die sich als etwa gleich wirksam wie die Aethylester erwiesen haben.

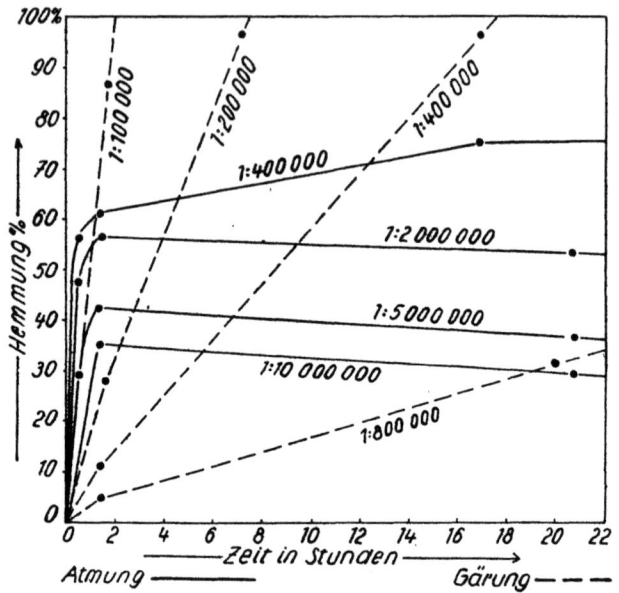

Abb. 1· Zeit-Wirkungs-Diagramm fur die Atmungs- und Glykolysehemmung in Hefesuspensionen nach Zusatz von Monobromessigsäureäthylester in verschiedenen Konzentrationen.

Aus allen Versuchen geht also hervor, daß die sensibel reizenden Ester der Monohalogenessigsäuren an Hefe in erster Linie Gifte für die Zelloxydationen sind und nicht so wie die freien Säuren bevorzugt die Gärung aufheben.

Auch an Froschhaut sind die spezifisch glykolysehemmenden Eigenschaften der freien Monohalogenessigsäuren nach der Veresterung nicht mehr nachweisbar. So betrug die Atmungshemmung in 9 Versuchen (Konzentration 1 : 50 000 über 1—3 Stunden) im Durchschnitt 54,9 %, die Einschränkung der Glykolyse 57,1 % (vergl. Anhang Tab. II). Zu ganz ähnlichen Ergebnissen führten weitere Versuche bei Konzentration 1 : 100 000 und 1 : 200 000. Daß die atmungshemmende Wirksamkeit der Ester nicht so stark wie in den Hefesuspensionen in Erscheinung tritt, erklärt sich vermutlich aus einer raschen Spaltung im tierischen Gewebe. Je längere Zeit die Einwirkung der Ester dauert, desto stärker scheint der Einfluß der freien Säuren deutlich zu· werden. In Versuch Nr. 14 sowie 17 und 18 (16 Stunden Einwirkung) war die Glykolyseschädigung wieder überwiegend. Führt man dagegen die Vergiftung des Gewebes bei saurer Reaktion durch, dann wird die Esterspaltung verzögert und dadurch die oxydationshemmende Wirkung verstärkt. Noch unveröffentlichte Untersuchungen von F l e k - k e n s t e i n und B r o s e haben ergeben, daß Monobromessigsäure-äthylester an Froschmuskeln in saurem Milieu (pH 4) überwiegend die Atmung schädigt, während in alkalischem Milieu (pH 8) unter sonst gleichen Bedingungen — offenbar infolge Auftretens von freier Mono-bromessigsäure — die Muskelglykolyse stärker als die Atmung gehemmt wird.

Faßt man die Ergebnisse an Hefe, Froschhaut und Muskulatur zusammen, so zeigt sich, daß die Veresterung der Monohalogenessig-säuren die Toxizität für die Atmungsprozesse der Zelle erhöht. E s. e r g a b   s i c h   s o   d i e   V e r m u t u n g ,   d a ß   d i e   s t a r k e   S c h m e r z - w i r k u n g ,   d i e   d i e   M o n o h a l o g e n e s s i g s ä u r e n   d u r c h V e r e s t e r u n g   e r h a l t e n ,   m i t   d i e s e r   b e s o n d e r e n   T o x i - z i t ä t   f ü r   d i e   Z e l l a t m u n g   i n   Z u s a m m e n h a n g   s t e h t .

c) Die halogenhaltigen aliphatischen und aromatischen Ketone

Halogen — CH_2 — CO — CH_3

Als nächste Gruppe hochaktiver Schmerzstoffe wurden die Mono-halogenazetone untersucht, die noch in geringsten Mengen bei intra-kutaner Injektion bzw. an den Bindehäuten des Auges und den Schleimhäuten des Respirationstraktes Schmerzempfindungen auslösen. Aus Anhang-Tabelle III sind die erheblichen Stoffwechselwirkungen im einzelnen zu ersehen, die z. B. Monochlorazeton an Froschhaut ausübt. Besonders bemerkenswert erscheint, daß sich in allen Versuchen übereinstimmend eine weit stärkere Hemmung der Zellatmung als der anaeroben Glykolyse ergab: In 6 Versuchen bei Konzentration 1 : 12 000 und einer Einwirkungsdauer von 2—3½ Stunden war der Sauerstoffverbrauch im Mittel um 60%, die Glykolyse nur um 31 % reduziert. In 5 Versuchen bei Konzentration 1 : 25 000 stand einer Atmungshemmung von durchschnittlich 48 % eine Glykolysehemmung von 11 % gegenüber. In 4 Versuchen bei Konzentration 1 : 50 000 waren die Zelloxydationen um 46,5 % im Mittel abgesunken, die anaerobe Säurebildung war gleichzeitig gesteigert oder blieb unbeeinflußt innerhalb der physiologischen Schwankungsbreite.

Bromazeton ist noch wesentlich intensiver atmungshemmend und schmerzerregend, als die Chlorverbindung. Die schmerzerregende Grenzkonzentration bei intrakutaner Injektion liegt bei $1,8 \cdot 10^{-6}$. Atmungshemmungen an Froschhaut wurden noch bei Konzentration 1 : 200 000 festgestellt.

Wird vom Chlorazeton ausgehend die Methylgruppe durch eine
Aethyl- oder Phenylgruppe substituiert, so bringt dies ebenfalls eine
Verstärkung der atmungshemmenden und schmerzerregenden Wirk-
samkeit. Eine Zusammenfassung der Versuchsergebnisse mit der ent-
sprechenden Phenylverbindung an Froschhaut ist in Tabelle 4 gegeben.
Die Einzelbestimmungen sind aus Anhang-Tabelle IV ersichtlich.

Tabelle 4

Hemmung der Atmung und anaeroben Glykolyse von
Froschhaut durch Chlormethylphenylketon

Konzentration	Mittlere Atmungs-hemmung %	Mittlere Glykolyse-hemmung %	Anzahl der Versuche
1 : 12 000	83,2 %	36,6 %	4
1 : 25 000	80,7 %	31,8 %	6
1 : 50 000	48,5 %	ohne Einfluß	4
1 : 100 000	23,3 %	ohne Einfluß bzw. Steigerung	4

Auch an Hefe*) werden durch die halogenhaltigen Ketone die Atmungsprozesse wesentlich stärker als die alkoholische Gärung eingeschränkt. Monobrom- und Monojodazeton sind dabei noch in millionenfachen Verdünnungen spezifisch oxydationshemmend, erst bei
Anwendung stärkerer Konzentrationen wird auch die Gärungsfunktion
geschädigt, wie Tabelle 5 zeigt. Die Vergiftungsverläufe im Einzelnen
sind aus Anhang-Abb. 5—10 zu entnehmen.

Die halogenhaltigen Ketone schließen sich also in ihren Eigenschaften und Wirkungen ganz eng an die Ester der Monohalogenessigsäuren
an: Sie zeigen die gleichen physikalisch-chemischen Besonderheiten
(hohe Adsorbierbarkeit und Lipoidlöslichkeit, geringe Affinität zu
Wasser), sind stärkste Gifte für die Zellatmung und haben ein be-
deutendes sensibles Reizvermögen.

Die halogenhaltigen Ester und Ketone verkörpern damit einen Typ,
der in einer großen Reihe von Stoffen immer wieder gefunden werden
kann: Bei allen von uns untersuchten halogenhaltigen Substanzen mit
starker Schmerzwirkung war an Froschhaut das gleiche Prinzip einer
— noch in hoher Verdünnung ausgeprägten — überwiegenden Toxizität für die Zellatmung auffallend. Eine Besprechung dieser Stoffe
im einzelnen erübrigt sich daher. Als Beispiel sind in den Anhangs-
tabellen V, VI und VII noch Versuche mit den Schmerzstoffen
Benzylbromid, Xylylbromid und Zyanbenzylbromid wiedergegeben.

---

*) Von Simon (52) wurde eine gärungshemmende Wirkung des Mono-
jodazetons angegeben. Der Einfluß auf die Hefeatmung wurde nicht untersucht.

Tabelle 5

Hemmung der Atmung und Gärung von Bäckerhefe durch
halogenhaltige Ketone
(Vergiftungsstand nach 1½ Stunden Einwirkung)

Monojodazeton:

Konzentration	Atmungshemmung	Gärungshemmung
1 : 10 Millionen	—	—
1 : 5 Millionen	11 %	—
1 : 2 Millionen	28 %	15 %
1 : 1 Million	38 %	20 %·
1 : 500 000	47 %	28 %
1 : 200 000	62 %	45 %
1 : 100 000	75 %	76 %

Monobromazeton:

Konzentration	Atmungshemmung	Gärungshemmung
1 : 10 Millionen	—	—
1 : 5 Millionen	37 %	—
1 : 2 Millionen	45 %	—
1 : 1 Million	50 %	16 %
1 : 500 000	55 %	30 %
1 : 100 000	76 %	80 %

Monochlorazeton:

Konzentration	Atmungshemmung	Gärungshemmung
1 : 1 Million	—	—
1 : 500 000	25 %	—
1 : 200 000	47 %.	—
1 : 100 000	53 %	10 %
1 : 50 000	57 %	16 %
1 : 25 000	59 %	29 %
1 : 12 000	60 %	45 %

d) Halogenfreie Schmerzstoffe

Akrolein $CH_2 = CH. - C{\diagup \atop \diagdown}{O \atop H}$

Es war von besonderem Interesse, ob auch halogenfreie, stark
schmerzreizende Stoffe den Gewebsstoffwechsel im gleichen Sinne wie

2*

die oben besprochenen halogenhaltigen Substanzen zu hemmen vermögen. Es wurde daher Akrolein geprüft, das noch in Spuren wirksam ist.
Schon die ersten Versuche an Froschhaut ergaben nun ebenfalls eine
überraschend starke, elektive Toxizität dieser Substanz für die Zellatmung. Aus Anhang-Tabelle VIII sind die gemessenen Hemmungen
im einzelnen zu ersehen.

Nach Einwirkung von Konzentration $1 : 25\,000$ über $2^1/_2$—$3^3/_4$ Stunden, war der Sauerstoffverbrauch der vergifteten Froschhäute bei 4
Versuchen im Durchschnitt um 90,7 % abgesunken. Dieser hochgradigen Hemmung der Zelloxydationen, stand eine zur Zeit der Messung praktisch noch intakte Glykolyse gegenüber. Auch Konzentration
$1 : 50\,000$ (4 Versuche) schränkte die aeroben Umsetzungen um 67,4 %
im Durchschnitt ein, ohne daß die Glykolyse im gleichen Sinne betroffen wurde: Sie war im Gegenteil in 3 Ansätzen gesteigert. Versuche bei Konzentration $1 : 100\,000$ ergaben noch 64,5 % Atmungshemmung im Mittel, die anaerobe Glykolyse zeigte dabei ebenfalls
eine Steigerung. Selbst Konzentration $1 : 200\,000$ erwies sich nach $3^1/_2$
Stunden Einwirkungsdauer mit einer durchschnittlichen Oxydationseinschränkung von 44 % noch als wirksam. Durch Verwendung von
Akrolein läßt sich die Zellatmung also ebenso selektiv aufheben, wie
mit Zyanid.

Allylsenföl $CH_2 = CH — CH_2 — N = CS$

Allylsenföl, das der Ausgangspunkt unserer Untersuchungen war,
hemmt nach früheren Befunden [F l e c k e n s t e i n (41)] wie bereits
eingangs erwähnt, die Zellatmung sehr stark. Bei diesen Versuchen
wirkte Allylsenföl jeweils 1 Stunde auf Froschhaut ein. Die anschließende Messung der Atmung und Glykolyse wurde in giftfreier
Ringerlösung 90 Minuten lang vorgenommen. In Abb. 2 und 3 sind
die aeroben und anaeroben Stoffumsetzungen und ihre Beeinflussung
durch verschiedene Konzentrationen von Allylsenföl wiedergegeben.

Während die normale Froschhaut in 90 Minuten zwischen 230 und
240 cmm Sauerstoff auf 100 mg Trockengewicht veratmete, war durch
Konzentration $1 : 80\,000$ nach einer Einwirkungsdauer von 1 Stunde
der Verbrauch während 95 Minuten auf 200 cmm zurückgegangen.
Die Verdünnung $1 : 40\,000$ erniedrigte in der gleichen Zeit die At-
mungsintensität bereits um 50 %: Die Atmung in 95 Minuten betrug nur 116 cmm. In der Konzentration $1 : 20\,000$ bis $1 : 2000$ wird
der Sauerstoffverbrauch noch entsprechend rascher geschädigt, wie in
einzelnen aus Abb. 2 zu ersehen ist.

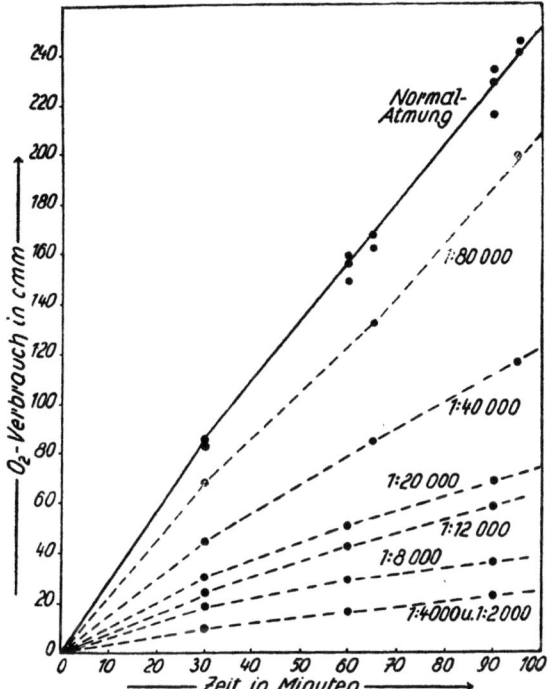

Abb. 2. Atmungshemmung durch Allylsenföl an Froschhaut.
Einwirkungsdauer 1 Stunde. (O_2-Verbrauch bezogen
auf 100 mg Trockengewicht).

Die anaerobe Säurebildung (Abb. 3) ist zwar ebenfalls noch in hohen
Verdünnungen deutlich, aber nie so stark, wie die Atmung reduziert.
In Konzentration 1 : 40 000 war während der ersten 30 Minuten der
Messung eine kleine Steigerung der glykolytischen Säurebildung festzustellen, die sich allerdings später wieder ausglich. Bei Konzentration 1 : 20 000 ist anfangs ebenfalls noch keine Hemmung zu
beobachten, erst von der 30.—90. Minute an bleibt die CO_2 — Aus-
treibung hinter den normalen Werten zurück. Von Konzentration
1 : 16 000 bis 1 : 4000 war auch die Glykolyse von Anfang der Messung an geschädigt.

Bemerkenswert erscheint, daß auch Hefe im gleichen Sinne beeinflußt wird: Nach R. M e i e r (53) ist die Wirkung von Allylsenföl
auf Hefe „blausäureähnlich". Dieses Ueberwiegen der Atmungshemmung ist neuerdings sowohl in Versuchen von M a s s a r t und P e e -

t e r s (54), sowie auch durch eigene Befunde an Bäckerhefe wieder
bestätigt worden.

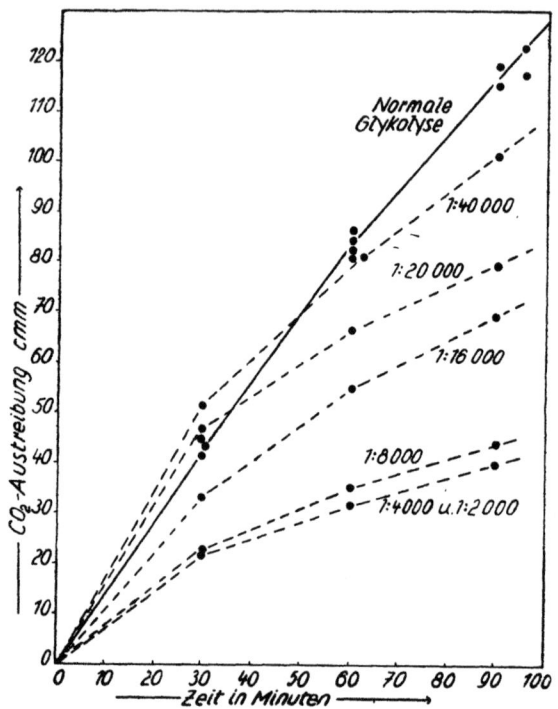

Abb. 3: Hemmung der anaeroben Glykolyse durch Allylsenfol
an Froschhaut. ˙ Einwirkungsdauer 1 Stunde (CO₂-
Entwicklung bezogen auf 100 mg Trockengewicht).

Formaldehyd $H - C {<}^{O}_{H}$

Entsprechend seiner sensiblen Reizwirkung auf die Schleimhäute
ist Formaldehyd bei intrakutaner Injektion noch in relativ hoher Verdünnung schmerzerregend. In Tabelle 6 sind Versuche an Froschhaut wiedergegeben. Die Hemmung der Zelloxydationen steht auch
beim Formaldehyd ganz im Vordergrund, die Glykolyse wird dagegen selbst bei hochgradigen Atmungseinschränkungen nicht beeinträchtigt.

Formaldehyd läßt demnach die gleiche typische Beeinflussung des
Zellstoffwechsels wie die anderen bisher ˙geprüften Schmerzstoffe
erkennen.

Tabelle 6
Beeinflussung der Atmung und anaeroben Glykolyse
von Froschhaut durch Formaldehyd

Konzentration	Atmungshemmung %	Glykolysebeeinflussung	Zahl der Versuche
1 : 5 000	73,7	Steigerung	4
1 : 10 000	67,2	Steigerung	4
1 : 20 000	28,3	ohne Einfluß	4
1 : 40 000	26,0	ohne Einfluß	4

e) Die Halogenzyane

Jod-, Brom- und Chlorzyan haben im Gegensatz zur Blausäure und ihren Salzen eine hochgradige sensible Reizwirkung. Intrakutane Injektion von Bromzyan in Konzentration 1 : 200 000 ruft noch heftigen Schmerz hervor. Die Oxydationen von Froschhaut werden z. B. durch Bromzyan noch stärker beeinträchtigt, als durch äquimolare Konzentrationen von Natrium- und Kaliumzyanid. Während z. B. in unseren Versuchen Natriumzyanid erst in Konzentration 1 : 12 500 und Kaliumzyanid in Konzentration 1 : 15 000 die Atmung der Froschhaut etwa um 50 % hemmen, führt Bromzyan noch in Konzentration 1 : 30 400 zu einer mittleren Atmungseinschränkung von 58,5 % (vergl. Tabelle 7). Die glykolytische Säurebildung wird von Bromzyan jeweils deutlich schwächer als die Zellatmung gehemmt.

Tabelle 7
Hemmung der Atmung und anaeroben Glykolyse von
Froschhaut durch Bromzyan

Konzentration	Mittlere Atmungshemmung %	Mittlere Glykolysehemmung %	Anzahl der Versuche
1 : 15 200	86,1 %	55,3 %	10
1 : 30 400	58,5 %	23,9 %	11
1 : 61 000	36,0 %	keine Hemmung	10
1 : 183 000	27,8 %	keine Hemmung	10
1 : 244 000	keine Hemmung	keine Hemmung	6

Aehnliche Verhältnisse haben sich auch an Suspensionen von Bäckerhefe ergeben. Die atmungshemmende Grenzkonzentration liegt hier etwa bei 1 : 2 Millionen (Tabelle 8). Auffällig ist die relativ starke Beeinflussung der alkoholischen Gärung, die bei den Zyaniden nicht hervortritt.

Tabelle 8

Hemmung der Atmung und anaeroben Glykolyse von
Hefe durch Bromzyan

Konzentration	Mittlere Atmungshemmung %	Mittlere Glykolysehemmung %	Anzahl der Versuche
1 : 61 000	100 %	100 %	9
1 : 122 000	77 %	82 %	6
1 : 183 000	61 %	57 %	6
1 : 244 000	47 %	20 %	6
1 : 305 000	36 %	keine Hemmung	6
1 : 366 000	33 %	keine Hemmung	6
1 : 427 000	30 %	keine Hemmung	6
1 : 488 000	28 %	Steigerung	6
1 : 549 000	22 %	Steigerung	6
1 : 610 000	21 %	Steigerung	6
1 : 1 220 000	13 %	Steigerung	6
1 : 2 440 000	6 %	Steigerung	3

f) Die atmungshemmenden Wirkungsstätten der Schmerzstoffe verglichen mit Zyanid

Unsere Versuche haben übereinstimmend bei allen stark schmerzwirksamen Substanzen eine ungewöhnlich hohe Toxizität gegenüber den desmolytischen Prozessen ergeben. Die geprüften Stoffe grenzen sich daher schon durch die hohen Verdünnungen, in denen sie noch partielle Hemmungen hervorrufen von anderen Substanzen mit geringerem sensiblen Reizvermögen [wie z. B. den von Goldscheider und Joachimoglu (36) geprüften halogenhaltigen Kohlenwasserstoffen] als besondere Gruppe ab. Allerdings sind für diese Kohlenwasserstoffe bisher nur die narkotischen [Fühner (55), Joachimoglu (56)] und die gärungshemmenden [Plagge (57)], nicht aber die atmungshemmenden Konzentrationen bekannt.

Außerordentlich auffallend ist, daß bei allen an Froschhaut untersuchten — halogenhaltigen sowie halogenfreien — in Spuren schmerzwirksamen Stoffen die Beeinträchtigung der Zelloxydationen gegenüber der Glykolyseschädigung bedeutend überwiegt. Auf Grund der im vorausgehenden besprochenen Ergebnisse sind in Tabelle 9 die Konzentrationen der einzelnen Substanzen angegeben, die an Froschhaut die Zellatmung um etwa 50 % einschränken.

Tabelle 9

Atmungshemmende Konzentrationen an Froschhaut *)

Stoff	50 % Hemmung bei Mol. Konzentration	Konzentration (g-Mol/Liter)
Chlorazeton	1 : 25 000	$4,3 \cdot 10^{-4}$
Bromessigsäureäthylester	1 : 50 000	$1,2 \cdot 10^{-4}$
Benzylbromid	1 : 50 000	$1,17 \cdot 10^{-4}$
Xylylbromid	1 : 50 000	$1.08 \; 10^{-4}$
Chlormethylphenylketon	1 : 50 000	$1,3 \cdot 10^{-4}$
Bromzyan	1 : 30 000	$3,08 \cdot 10^{-4}$
Allylsenföl	1 : 40 000	$2,5 \cdot 10^{-4}$
Akrolein	1 : 100 000	$1,8 \cdot 10^{-4}$
Formaldehyd	1 : 15 000	$2,2 \cdot 10^{-3}$
Vergleichsversuche mit NaCN	1 : 12 000	$1,63 \cdot 10^{-3}$

Wichtig erscheint vor allem die Gegenüberstellung mit den atmungshemmenden Konzentrationen von Blausäure. In Tabelle 9 ist auf Versuche mit Natriumzyanid Bezug genommen, die ebenfalls an Froschhaut mit gleicher Methodik angestellt wurden. Es zeigt sich hierbei, daß die stärker schmerzwirksamen Substanzen in äquimolaren Konzentrationen für die Zelloxydationen der isolierten Froschhaut bis 10-mal toxischer sind als Natriumzyanid.

Noch deutlicher als an Froschhaut treten diese Toxizitätsunterschiede bei Verwendung von Hefezellen hervor. Die an Hefe 40—50% Atmungshemmung bewirkenden molaren Konzentrationen sind in Tabelle 10 verglichen.

Tabelle 10

Hemmung der Hefeatmung durch halogenhaltige Ester und Ketone

Stoffe	40—50 % Atmungshemmung bei Konzentration (gr. Mol./Liter)
Jodessigsäureäthylester	$2,34 \cdot 10^{-6}$
Bromessigsäureäthylester	$1,2 \cdot 10^{-6}$
Chloressigsäureäthylester	$4,1 \cdot 10^{-5}$
Bromessigsäuremethylester	$3,27 \cdot 10^{-6}$
Monojodazeton	$1,09 \cdot 10^{-5}$
Monobromazeton	$3,65 \cdot 10^{-6}$
Monochlorazeton	$5,43 \cdot 10^{-5}$
Chlormethylphenylketon	$6,5 \cdot 10^{-6}$
Natriumzyanid	$1,02 \cdot 10^{-4}$

*) Die Tabelle ist durch weitere von uns an Froschhaut untersuchte Schmerzstoffe ergänzt.

Literaturangaben über wirksame Konzentrationen

NaCN, KCN, HCN	10^{-4}	Bakterien, tierische Eier
[W a r b u r g (58)]		Spermatozoen, Blutzellen.
HCN, H_2S	10^{-5}	Hefe, Rasse M Berliner
[N e g e l e i n*)(59)]		Institut für Gärungsgewerbe.

Es ergibt sich auch hierbei, daß die aufgeführten schmerzerregenden Substanzen unter sonst gleichen Versuchsbedingungen um etwa 1—2 Zehnerpotenzen wirksamer sind, als Blausäure. Diese besonders hohe Toxizität für die Oxydationen der Hefezelle gilt indessen nur für die halogenhaltigen Ester und Ketone, die eine CO-Gruppe in Nachbarschaft des Halogens haben. Die atmungshemmenden Grenzkonzentrationen von Xylylbromid, Benzylbromid, Akrolein, Allylsenföl liegen bei Hefe z. B. erst etwa bei 1 : 100 000.

g) Die Atmungshemmung durch Schmerzstoffe als Katalysehemmung an Oberflächen

Als eine der wesentlichsten Beobachtungen bei Einwirkung der halogenhaltigen Ester und Ketone auf Hefezellen ist hervorzuheben, daß die Hemmung der Atmung von der Einschränkung der Gärung unabhängig ist und daß diese beiden Stoffwechselfunktionen nach völlig eigenen Gesetzmäßigkeiten gehemmt werden.

Auf zeitliche Unterschiede zwischen dem Eintreten der Atmungs- und Gärungsschädigungen wurde bereits bei Besprechung der Monohalogenessigsäureester hingewiesen (vergl. Abb. 1).

Noch auffälliger ist jedoch die völlig verschiedene Abhängigkeit der Atmungs- und Glykolysehemmungen von den einwirkenden Konzentrationen. Die Wirkungskonzentrationsdiagramme der halogenhaltigen Ester und Ketone (Abb. 4—9) lassen deutlich erkennen, daß die Gärungsfunktion stets etwa proportional zu den angewandten Giftmengen eingeschränkt wird. Bei allen halogenhaltigen Estern und Ketonen entspricht die Abhängigkeit der Gärungshemmungen von der Konzentration daher annähernd einer Geraden.

---

*) Die von N e g e l e i n verwendeten blausäurehaltigen Zellsuspensionen waren weniger dicht als unsere, sodaß die — im Vergleich zu unseren Versuchen — stärkeren Hemmungen vermutlich durch das andere Verhältnis zwischen der Zellmenge und der zugesetzten absoluten Giftmenge ihre Erklärung finden. Bei einzelnen anderen Bäckerhefen (B a s t , S i n n e r) fanden wir die Atmung schon bei 5,0 · 10—5 mol KCN um 50% reduziert.

Konzentrationsabhängigkeit der Atmungs- und
Gärungshemmungen an Hefe bei Einwirkung des
Äthylesters der Monojod- und Monobromessigsäure

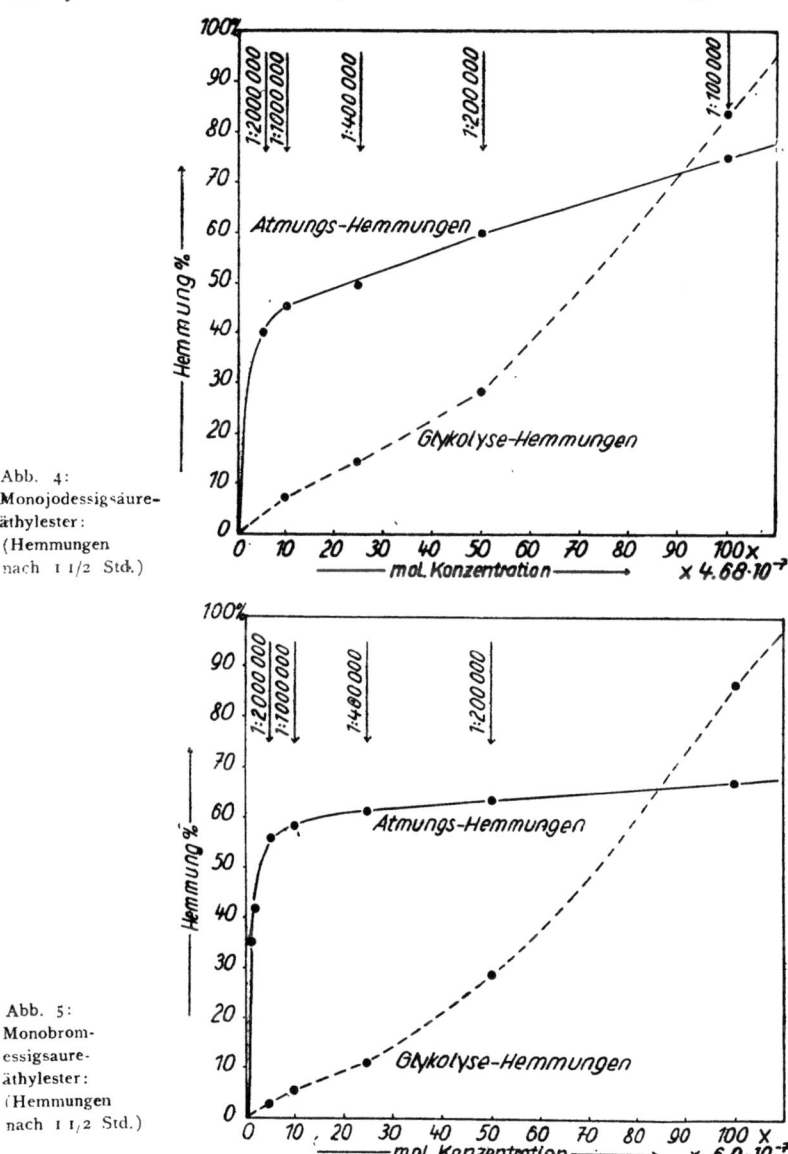

Abb. 4:
Monojodessigsäure-
äthylester:
(Hemmungen
nach 1 1/2 Std.)

Abb. 5:
Monobrom-
essigsaure-
äthylester:
(Hemmungen
nach 1 1/2 Std.)

Konzentrationsabhängigkeit der Atmungs- und Gärungshemmungen an Hefe bei Einwirkung von Monojodazeton und Monobromazeton

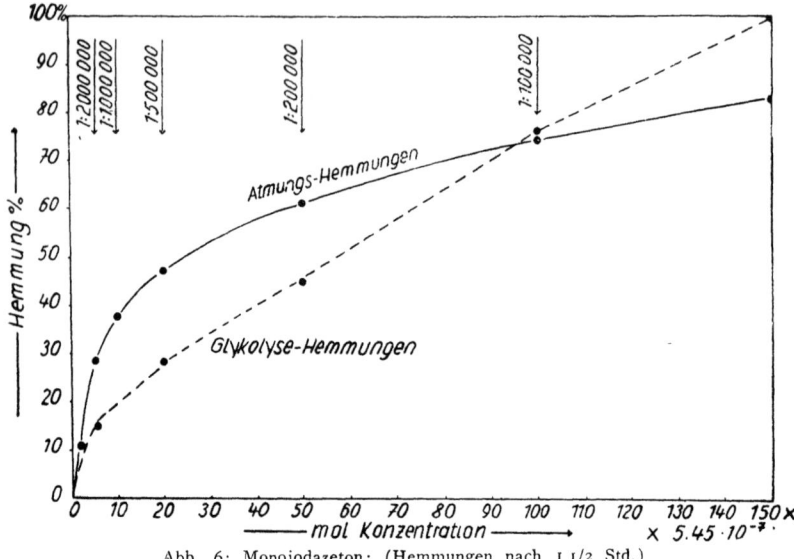

Abb. 6: Monojodazeton: (Hemmungen nach 1 1/2 Std.)

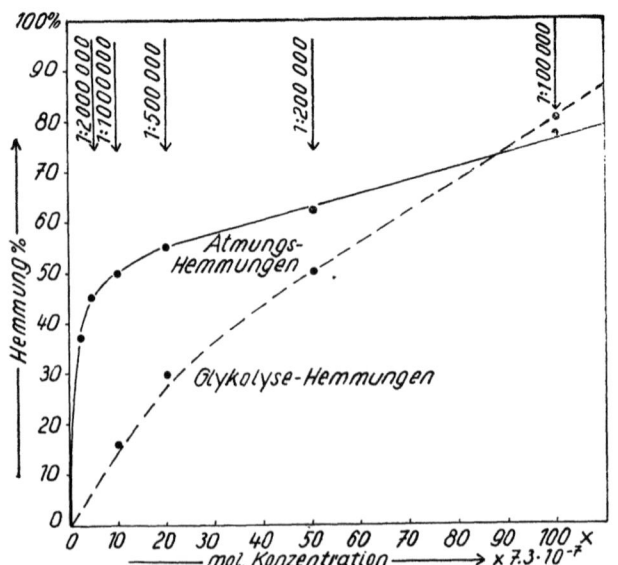

Abb. 7: Monobromazeton: (Hemmungen nach 1 1/2 Std.)

Konzentrationsabhängigkeit der Atmungs- und
Gärungshemmungen an Hefe bei Einwirkung von
Monochlorazeton und Chlormethylphenylketon

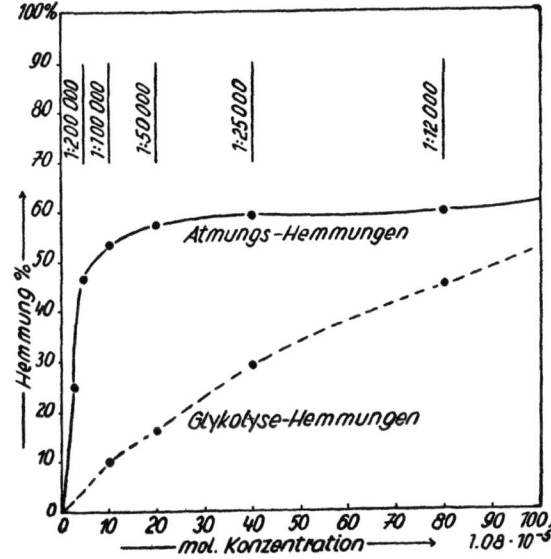

Abb. 8:
Monochlorazeton:
(Hemmungen
nach 1 1/2 Std.)

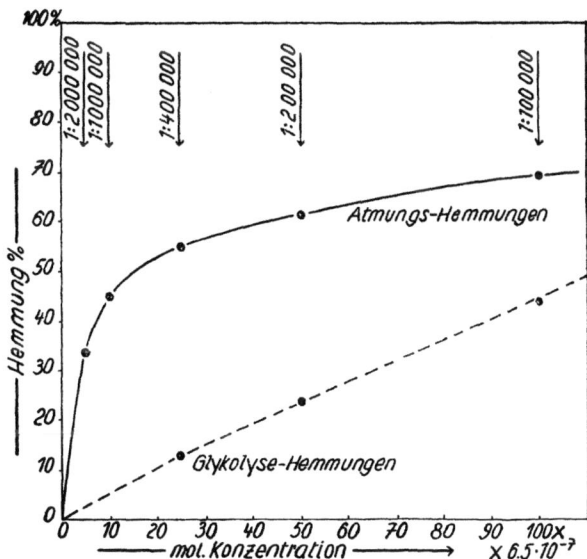

Abb. 9:
Chlormethyl-
phenylketon:
(Hemmungen
nach 1 1/2 Std.)

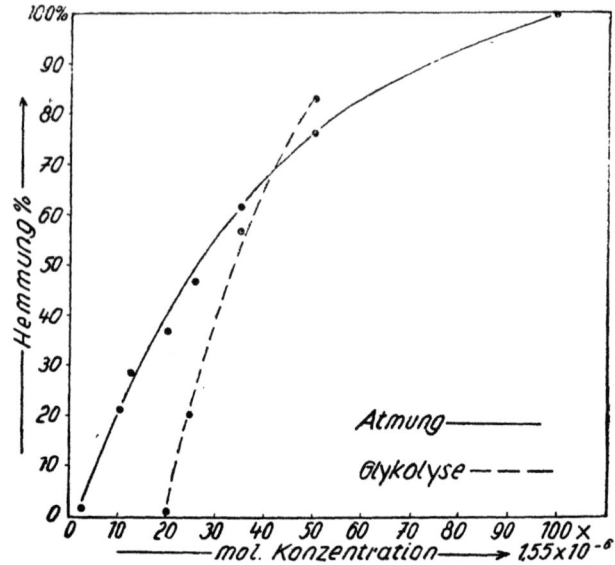

Ganz anders ist dagegen die Konzentrationsabhängigkeit der Atmungshemmungen: Die schon in höchsten Verdünnungen eintretenden Oxydationseinschränkungen nehmen in keinem Fall bei Verstärkung der einwirkenden Konzentrationen in entsprechendem Maße zu. Während zunächst Spuren der toxischen Stoffe schon starke Atmungshemmungen verursachen, sind erhebliche Konzentrationserhöhungen nötig, um die Hemmungen über 60% hinaus zu steigern. Offensichtlich liegt bei allen halogenhaltigen Estern und Ketonen die gleiche, aus den Wirkungskonzentrationsdiagrammen gut erkennbare Gesetzmäßigkeit vor.

Die mathematische Analyse dieser experimentell erhaltenen Kurven für die Atmungshemmungen zeigt nun, daß sie im Verlauf weitgehend mit einer Freundlichschen bzw. Langmuirschen Adsorptionsisotherme übereinstimmen [vergl. auch Höber (60)].

Nach der Langmuirschen Adsorptionsisotherme gilt für die Hemmungen folgende Funktion:

$$\text{Hemmung} = \frac{a \cdot c_{\text{Lösung}}}{1 + b \cdot c_{\text{Lösung}}}$$

$c_{\text{Lösung}}$ sei dabei gleich der Anfangskonzentration c_0

a und b läßt sich für den Grenzfall sehr kleiner und sehr großer Konzentrationen bestimmen. Die einzelnen Werte für die Atmungshem-

mung in den wiedergebenen Kurven lassen sich dann nach der
L a n g m u i rschen Gleichung bei Annahme folgender Konstanten jeweils mit befriedigender Annäherung für die verschiedenen Konzentrationen berechnen:

Monochloressigsäureäthylester	$a = 15$;	$b = 0,33$
Monobromessigsäureäthylester	$a = 33$;	$b = 0,485$
Monojodazeton	$a = 8$;	$b = 0,107$
Monobromazeton	$a = 25$;	$b = 0,38$
Monochlorazeton	$a = 30$;	$b = 0,48$
Chlormethylphenylketon	$a = 13$;	$b = 0,195$

Die besondere Bedeutung dieser Adsorptionskurven liegt darin, daß
sie experimentell begründete Hinweise auf die Art der Bindung und
Anreicherung der halogenhaltigen Ester und Ketone an den Reaktions-
orten der Zellatmung geben. U n s e r e B e f u n d e l i e f e r n d a m i t
e i n e n s p e z i e l l e n B e i t r a g z u r W a r b u r g s c h e n T h e o -
r i e (61), n a c h d e r d i e O b e r f l ä c h e n d e r Z e l l s t r u k t u r e n
S i t z d e r o x y d a t i o n s k a t a l y t i s c h e n P r o z e s s e i n d e r
Z e l l e s i n d. Es ist wesentlich, daß die Oxydationshemmung an
Hefe durch die halogenhaltigen Ester und Ketone überhaupt der erste
Fall ist, bei dem die Zellatmung nach einer reinen Adsorptionsisotherme
gehemmt wird, während die Glykolysehemmung eine andere Kinetik
zeigt. Bei Verwendung der schwächer hemmenden und nur schlecht
adsorbierbaren Blausäure oder der Narkotika sind derartige kinetische
Anhaltspunkte für besonders enge örtliche Beziehungen zwischen den
Strukturoberflächen und der Zellatmung bisher nicht hervorgetreten
[vergl. W a r b u r g (62)]. D i e h a l o g e n h a l t i g e n A t m u n g s -
g i f t e v o m T y p d e r E s t e r u n d K e t o n e s c h l a g e n s i c h
o f f e n b a r r a s c h e n t s p r e c h e n d i h r e r h o h e n O b e r f l ä -
c h e n a f f i n i t ä t u n d g e r i n g e n W a s s e r l ö s l i c h k e i t a n d e n
P h a s e n g r e n z e n f e s t - f l ü s s i g i n d e r Z e l l e n i e d e r. Dagegen sind bei den spezifisch glykolysehemmenden, weit besser was-
serlöslichen Monohalogenessigsäuren die physikalisch-chemischen Vor-
aussetzungen für eine derartige Anreicherung an den Strukturoberflächen anscheinend nicht gegeben: Die oxydationshemmende Wirkung tritt bei ihnen in den Hintergrund. Eine ähnlich hohe Adsorbierbarkeit wie bei den Estern und Ketonen scheint auch für die über-
wiegende Atmungstoxizität der anderen halogenhaltigen Schmerzstoffe
z. B. Benzylbromid, Xylylbromid, Bromzyan usw. entscheidend zu sein,
die ebenfalls geprüft worden sind. Adsorptionskurven traten jedoch
bei diesen Stoffen, mit Ausnahme des Bromzyans, an Hefe nicht zutage.

Besonders auffallend ist der typische Kurvenknick, der bei den
halogenhaltigen Estern und Ketonen zwischen 40 und 60 % Atmungshemmung die zunehmende „Absättigung" der Oberflächen anzeigt.

Die Mengen, die zu dieser Sättigung benötigt werden, sind jedoch
so gering, daß die Kurven wohl nur die selektive Absättigung bestimmter Reaktionszentren für die Zellatmung an der Oberfläche wieder-
geben und nichts über den Sättigungszustand der Gesamtoberfläche
aussagen, die sicher weitaus größere Mengen adsorbieren kann. Genauere Berechnungen ergeben dementsprechend, daß — selbst für den
Fall vollständiger Adsorption — die zur Absättigung führenden Mengen an Bromessigsäureäthylester z. B. nur etwa 5 % der äußeren Gesamtoberfläche der in der Suspension vorhandenen, kugelig gedachten
Hefezellen in monomolekularer Schicht bedecken könnten. Voraus-
setzung für die Berechnung wäre, daß die Adsorption der Moleküle
senkrecht zur Oberfläche erfolgt. Die Möglichkeit, daß auch die inneren Oberflächen der Zelle sich an der Adsorption beteiligen, ist bei
der Berechnung noch nicht berücksichtigt. Die Hemmung der Zellatmung durch hochwirksame halogenhaltige Schmerzgifte hat dadurch
große Aehnlichkeit mit der Inaktivierung anorganischer Katalysatoren
durch Spuren von Kontaktgiften. Bekanntlich ist auch die katalytische
Fähigkeit meist nur an gewisse Zentren einer Katalysatoroberfläche gebunden, die schon durch geringe Mengen inaktivierender Substanzen,
die nicht imstande sind, größere Bezirke der Oberfläche zu bedecken,
gehemmt werden können [vergl. C l a r k (63)].

h) Die speziellen Beziehungen zwischen Schmerz- und Oxydationshemmung

Trotz wichtiger Einzelfragen, deren Klärung im folgenden fort-
geführt wird, dürfte die entscheidende Beeinflussung des Zellstoffwechsels durch die geprüften Schmerzstoffe in den Grundzügen fest-
stehen. Die Zellatmung wird durch die untersuchten,
noch in Spuren schmerzwirksamen Stoffe schon in
geringsten Konzentrationen so überraschend stark
getroffen, daß ein Zusammenhang zwischen dieser
Stoffwechselstörung und der Schmerzwirkung gesichert erscheint. Nach unseren Untersuchungen sind die stärksten bis jetzt bekannten Schmerzstoffe mit den stärksten bis jetzt auf-
gefundenen Giften für die Zellatmung identisch.*)

Anhaltspunkte, die auf Beziehungen zwischen der Schmerzwirkung
und einer Hemmung der glykolytischen Zellfunktionen hinweisen könn-

---

*) Geringe nicht mehr atmungshemmende Konzentrationen haben keine
Oxydationssteigerung zur Folge, sondern lassen die Atmungsgröße, sowohl
an Hefe wie an Froschhaut, unbeeinflußt. Auch unmittelbar nach Zusatz
der Schmerzstoffe in die Atemtröge, wird die Atmung der Froschhaut nicht
gesteigert, wie Kontrollversuche gezeigt haben.

ten, haben sich nicht ergeben. So sind z. B. Akrolein und Formaldehyd
Schmerzstoffe, die auch bei stärksten Oxydationshemmungen die
anaerobe Glykolyse nicht einschränken. Auch bei den halogenhaltigen
Schmerzstoffen ist die Beeinflussung der anaeroben Stoffwechselpro-
zesse an Froschhaut uncharakteristisch. Während die halogenhaltigen
Schmerzstoffe bei höhergradigen Atmungshemmungen auch ein deut-
liches Absinken der anaeroben Glykolyse verursachen, werden Stei-
gerungen nicht regelmäßig, aber sehr häufig in Begleitung geringerer
Atmungshemmungen und besonders in der ersten Zeit nach Giftzusatz
beobachtet.

In unserem Zusammenhang ist auch auf frühere Ergebnisse von
R. M e i e r (53) hinzuweisen, bei denen zur Ueberprüfung der Gültig-
keit der A r n d t - S c h u l z schen Regel u. a. die Stoffwechselwirkung
des tränenerregenden Chlorpikrins und der Reizstoffe aus schwarzem
und spanischem Pfeffer an Hefe untersucht wurde. Hierbei ergab sich
als besonders charakteristische Aenderung des Zellstoffwechsels eine
Hemmung der Hefeatmung. Niemals traten Atmungssteigerungen ein;
die aerobe Glykolyse war dagegen in geringem Maße eingeschränkt
oder erhöht. Zusammenhänge zwischen dieser atmungshemmenden
Wirkung und dem sensiblen Reizvermögen wurden schon von R.
M e i e r erwogen.

Auch zeitliche Erwägungen machen eine Beziehung zwischen Atmungshemmung und Schmerzwirkung wahrscheinlich. Nach den Beobachtungen von L u n d s g a a r d (42) an Hefe sowie von M e y e r h o f
und B o y l a n d (44) an Muskelgewebe wird die Glykolysehemmung
durch die Monohalogenessigsäuren vor allem bei Einwirkung geringer
Konzentrationen erst nach einer längeren Latenzzeit deutlich. Dies
gilt auch für die Schmerzstoffe, die an Froschhaut häufig erst nach
einer vorübergehenden Phase der Glykolysesteigerung zur Hemmung
führen. Dagegen sind die Atmungseinschränkungen an Froschhaut und
Hefe stets sehr rasch zu erfassen. Ein Beispiel für besonders ausge-
prägte zeitliche Unterschiede zwischen dem Eintritt der Atmungs- und
Gärungshemmungen bieten Suspensionen von Bäckerhefe bei Zusatz
von Bromessigsäureäthylester. Hier wird (vergl. Tabelle 11) in sämt-
lichen überhaupt wirksamen Konzentrationen die Hefeatmung praktisch ohne Latenzzeit getroffen und das jeweilige Hemmungsmaxi-
mum rasch und trotz unterschiedlicher Konzentrationen etwa gleichzeitig erreicht. Diese Kinetik der Atmungshemmungen deckt sich mit
den für die Schmerzwirkung an den Schleimhäuten und bei intrakutaner Injektion gültigen Gesetzmäßigkeiten: Sofortiger Wirkungseintritt
noch bei den geringsten überhaupt wirksamen Substanzmengen.

Tabelle 11

Eintritt der Atmungs- und Gärungshemmungen in
Hefesuspensionen nach Zusatz von Bromessigsäureäthylester in verschiedenen Konzentrationen

Konzentration	Atmungs-Hemmung			Glykolyse-Hemmung		
	0—10 Min.	10—20 Min.	20—30 Min.	0—10 Min.	10—20 Min.	10—30 Min.
1 : 5 Millionen	12 %	16 %	29 %	—	—	—
1 : 2 Millionen	20 %	41 %	47 %	—	—	—
1 : 1 Million	27 %	40 %	51,5 %	—	—	—
1 : 400 000	36 %	50 %	56 %	—	—	10 %
1 : 200 000	39,5 %	48 %	59 %	—	14 %	19 %
1 : 100 000	42,5 %	49 %	65 %	—	30 %	40 %

Für die B a c q sche Hypothese (40), nach der die sensible Schleim-
hautreizung auf einer Glykolysehemmung im Epithel beruhen soll, haben
sich demnach keinerlei experimentelle Stützen ergeben. Bei intrakutaner
Injektion ist die spezifisch glykolysehemmende Monobromessigsäure als
Natriumsalz selbst in Konzentration 1 : 1000 kaum schmerzwirksam.

Für die sensible Schleimhautwirkung der Schmerzstoffe scheint das starke adsorptive Haften und rasche Reagieren beim ersten Zusammentreffen mit der
lebenden Substanz wesentlich zu sein: Die Schmerzstoffe sind „Oberflächengifte" ohne resorptive Tie-
fenwirkung. Es kann in Anbetracht ihrer hohen Toxizität angenommen werden, daß auch bei Adsorption aus der Luft an den Kör-
peroberflächen Konzentrationen erreicht werden, die zu vorübergehenden Störungen der Zellatmung in den ungeschützten Epithelien
der Atemwege und der Augen*) ausreichen.

Wichtig ist der Vergleich zwischen den an Froschhaut atmungshemmenden Grenzkonzentrationen und den schmerzerregenden Grenzkonzentrationen, die sich bei intrakutaner Injektion der Schmerzstoffe
in Selbstversuchen von M u s c h'a w e c k und F l e c k e n s t e i n (70)
ergeben haben. Tatsächlich stimmen die schmerzerregenden Schwellenkonzentrationen mit den atmungshemmenden sowohl bei hochaktiven
wie bei schwachen Schmerzstoffen ziemlich gut überein. Eine größere
Diskrepanz besteht beim Bromazeton.

---

*) Nach v. F r e y und W e b e l s (64), v. F r e y und S t r u g h o l d (65)
sowie T o w e r (66) ist die Cornea in erster Linie schmerzempfindlich und
besitzt keine Wärme- und Kältesensibilität. Trotz des prinzipiellen Nach-
weises einer gleichfalls vorhandenen Berührungssensibilität [K a n t und
H a h n (67), S a f f i o t t i (68), L é r i c h e (16)], hat die Schmerzempfindung
überragende Bedeutung. Auch an der hinteren Rachenwand und unteren
Muschel, ist nach S c h r i e v e r und S t r u g h o l d (69) praktisch nur die
Schmerzsensibilität vertreten.

Tabelle 12
Atmungshemmende Grenzkonzentrationen an Froschhaut und schmerzerregende Grenzkonzentrationen
(Quaddelversuche)

Stoff	Schmerzbeginn mol. Konz.	Atmungshemmende Grenzkonzentration mol./Liter	
Chloroform	$8,4 \cdot 10^{-3}$	$8,4 \cdot 10^{-3}$	(Muskel)
Formaldehyd	$4,15 \cdot 10^{-4}$	$8,3 \cdot 10^{-4}$	Froschhaut
Monochlorazeton	$2,7 \cdot 10^{-4}$	$2,2 \cdot 10^{-4}$	„
Akrolein	$6,0 \cdot 10^{-5}$	$8,9 \cdot 10^{-5}$	„
Bromzyan ·	$4,7 \cdot 10^{-5}$	$5,1 \cdot 10^{-5}$	„
Bromessigsäureäthylester	$3,0 \cdot 10^{-5}$	$1,5 \cdot 10^{-5}$	„
Allylsenföl	$3,3 \cdot 10^{-5}$	$5,0 \cdot 10^{-5}$	„
NaCN u. KCN	$2,0 \cdot 10^{-3}$ noch ohne Schmerzwirkung	$2,0 \cdot 10^{-4}$	„

Solche Beziehungen zwischen Zellatmung und Schmerz waren bisher nur in der Klinik beim Ischämieschmerz, z. B. beim intermittierenden Hinken, bei Angina pectoris, beim Schmerz nach Gefäßverschluß durch einen arteriellen Embolus bekannt. Rätselhaft erscheint in diesem Zusammenhang zunächst nur das abweichende Verhalten der Blausäure bzw. des Kalium- und Natriumzyanids: Die atmungshemmende Grenzkonzentration von NaCN beträgt an Froschhaut etwa 1:100 000, dagegen ist selbst Konzentration 1:1000 bei intrakutaner Injektion ohne Schmerzwirkung. Diese Diskrepanz wird durch den Vergleich mit den Halogenzyanen noch auffälliger, die hochaktive Schmerzstoffe sind. Bromzyan verursacht z. B. bei intrakutaner Injektion noch in Konzentration 1:200 000 stärksten Schmerz, obwohl es die Atmung von Froschhaut nur etwa doppelt so stark hemmt wie Natriumzyanid.

Diese Beobachtungen wiesen auf noch unbekannte Faktoren bei der Schmerzauslösung durch atmungshemmende Substanzen hin und regten zu einer genaueren Prüfung der speziellen Angriffspunkte dieser Stoffe im oxydativen Zellstoffwechsel an.

II. Die Angriffspunkte der Schmerzstoffe im oxydativen Stoffwechsel*)

a) Die Wirkungen der Schmerzstoffe auf das Warburgsche Atmungsferment

Blausäure, Schwefelwasserstoff und Kohlenoxyd hemmen bekanntlich die Zellatmung durch Blockierung des oxydationskatalytisch bedeutsamen Eisens im Warburgschen Atmungsferment. Es war daher zu-

---

*) Die in diesem Kapitel wiedergegebenen Untersuchungen wurden gemeinsam mit cand. med. H. G. Schmitz u. cand. med. H. Eberle durchgeführt.

nächst zu prüfen, ob auch die hochaktiven Schmerzstoffe die Oxydationsleistung des W a r b u r g schen Atmungsferments beeinträchtigen. Durch die Arbeiten von K e i l i n (71) ist die Identität des W a r - b u r g schen Atmungsferments, d. h. der Cytochromoxydase mit der Indophenoloxydase gesichert. Das Ferment katalysiert bekanntlich die Indophenolblausynthese tierischer Gewebe aus den Komponenten Dimethyl-p- Phenylendiamin und α -Naphthol [E h r l i c h (72)]. B a t - t e l l i und S t e r n (73) sowie S z e n t - G y ö r g y i (74) verwendeten hingegen zum Studium seiner Oxydationswirkung mit Vorteil p-Phenylendiamin, das von der Indophenoloxydase zu dem blauvioletten Diimin oxydiert wird.

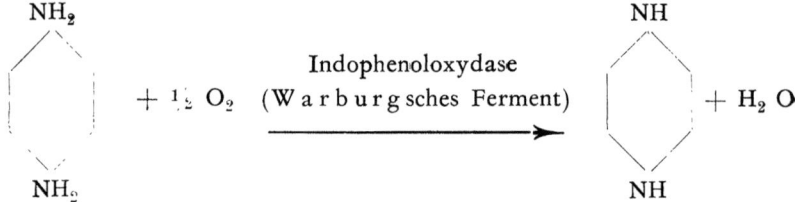

Diese Reaktion ist ebenso wie die Zellatmung gegenüber Blausäure hoch empfindlich. Nach K e i l i n (71), sowie B a n g a , S c h n e i d e r , S z e n t - G y ö r g y i (75) wird die Funktion der Indophenoloxydase im Muskelgewebe schon durch 10^{-3} mol HCN vollständig inaktiviert. Die Prüfung der Oxydationsintensität für p-Phenylendiamin stellt nun einen für unsere Zwecke sehr geeigneten Test dar, die Aktivität des W a r b u r g schen Atmungsferments an Hefe und tierischem Zellmaterial zu erfassen.

Methode:

1) Hefeversuche

Suspensionen von Bäckerhefe (1 g Hefe auf 100 ccm 1/20 mol. prim. Na-Phosphat) werden mit hohen Konzentrationen der Schmerzstoffe 30 Min. vor Beginn der Messung vergiftet. Atmung und Glykolyse ist in diesen Suspensionen vollständig erloschen. Eine Mischung von jeweils 1 ccm der vergifteten Suspension und von 1 ccm wässriger 1 %-iger p-Phenylendiaminlösung wird in W a r b u r g-Atemtrögen bei 30^0 in reiner O_2-Atmosphäre 1 Stunde lang geschüttelt. Der O_2-Verbrauch bei der p-Phenylendiaminoxydation wird manometrisch festgestellt und mit dem O_2-Verbrauch bei der Oxydation des p-Phenylendiamins durch unvergiftete Kontrollsuspensionen von gleicher Dichte verglichen.

2) Versuche an Muskulatur

Aus fein zermahlenem Muskelfleisch von Ratten und Katzen, wird nach den Angaben von B a t t e l l i und S t e r n durch mehrmaliges Waschen (4—5 mal) mit Leitungswasser und Abpressen durch ein Leintuch, ein weißlich gefärbtes Muskelpräparat gewonnen, das keinerlei Eigenatmung zeigt, aber p-Phenylendiamin energisch oxydiert. Proben eines solchen Präparates (jeweils 2 g) werden in 30 ccm einer wässrigen Lösung der

Schmerzstoffe bei Zusatz von 0,3 % NaCl 90 Min. vor Beginn der Messung eingelegt. Anschließend wird die Giftlösung abgepreßt und der O_2-Verbrauch des Präparats bei der Oxydation des p-Phenylendiamins im W a r - b u r g-Atemtrog nach 10 Min. Druckausgleich, 30 Min. lang bei 37⁰ und pH 7,3 in reiner O_2-Atmosphäre bestimmt. In die Tröge wird jeweils 0,3 g des Muskelpräparats + 1 ccm einer 1 %-igen wässrigen p-Phenylendiamin-Lösung + 1 ccm Giftlösung gegeben.

In allen Versuchen ergab sich klar, daß Hefe, deren Atmung und Glykolyse unter dem Einfluß hoher Konzentrationen der in Tabelle 13 aufgeführten Schmerzstoffe völlig erloschen ist, p-Phenylendiamin immer noch mit unveränderter Intensität oxydiert. Auch an Muskelgewebe ist bei Einwirkung dieser Stoffe gegenüber den Kontrollen keine Einschränkung der Oxydation festzustellen. Nicht nur der manometrisch bestimmte Sauerstoffverbrauch, sondern auch die Blaufärbung der Hefe und Muskelpräparate durch das entstehende Diimin bleibt von der Vergiftung unbeeinflußt (vergl. Tabelle 13).

Selbst Konzentrationen, die hundertfach stärker sind als die zur völligen Aufhebung von Atmung und Glykolyse notwendigen, verursachen an Hefe noch keinerlei Verzögerung der p-Phenylendiamin-Oxydation. W i r k ö n n e n h i e r a u s m i t S i c h e r h e i t s c h l i e ß e n , d a ß b e i d e r A t m u n g s h e m m u n g d u r c h d i e u n t e r s u c h - t e n S c h m e r z s t o f f e d a s W a r b u r g s c h e A t m u n g s f e r m e n t v o l l k o m m e n i n t a k t b.l e i b t. Nur die schmerzwirksamen Halogenzyane hemmen so wie Blausäure selbst auch die p-Phenylendiaminoxydation.

Tabelle 13

O x y d a t i o n v o n p - P h e n y l e n d i a m i n u n t e r d e r
E i n w i r k u n g v o n S c h m e r z s t o f f e n

Stoff	Konzentration		Muskulatur	Hefe
Bromessigsäureäthylester	1 :	2 000	keine Hemmung	keine Hemmung
Monobromazeton	1 :	2 000	keine Hemmung	keine Hemmung
Monochlorazeton	1 :	2 000	keine Hemmung	keine Hemmung
Akrolein	1 :	2 000	keine Hemmung	keine Hemmung
Allylsenföl	1 :	2 000	keine Hemmung	keine Hemmung
KCN	1 :	10 000	50 % Hemmung	100 % Hemmung
Bromzyan	1 :	20 000	30 % Hemmung	80-90% Hemmung
	1 :	100 000	—	50-60% Hemmung

Der für die Atmungshemmung und Schmerzauslösung entscheidende Angriff der halogenhaltigen Ester und Ketone, des Allylsenföls, des Akroleins *) muß in den wasserstoffaktivierenden Prozessen des

---

*) Die Beeinflussung der p-Phenylendiaminoxydation durch Formaldehyd ist nicht exakt zu prüfen, da Formaldehyd mit dieser Substanz unter Bildung von Niederschlägen reagiert.

oxydativen Stoffwechsels gesucht werden. Diese Tatsache gilt offenbar ganz generell für alle halogenhaltigen Substanzen mit Schmerzwirkung.

b) Die Wirkung der Schmerzstoffe auf den Bernsteinsäureabbau

Muskelpräparate, die p-Phenylendiamin umsetzen, oxydieren wie B a t t e l l i und S t e r n (73) fanden, auch Bernsteinsäure mit hoher Geschwindigkeit. Sie enthalten neben den eisenhaltigen Oxydationssystemen noch eine außerordentlich wirksame und stabile Succinodehydrase, die den Wasserstoff der Bernsteinsäure aktiviert. Dieser Umstand war für S z e n t - G y ö r g y i (76) der Anlaß der Bernsteinsäure im oxydativen Stoffwechsel des Gewebes eine besondere Rolle zuzuschreiben. Die Reaktion

$$\text{Bernsteinsäure} \xrightleftharpoons[+\,2\,H]{-\,2\,H} \text{Fumarsäure}$$

ist offenbar als ein Zwischenglied des normalen Wasserstofftransports anzusehen. Die Fumarsäure nimmt jeweils den bei der Dehydrierung eines Substrats frei werdenden Wasserstoff auf, wodurch sie zu Bernsteinsäure wird; die Bernsteinsäure gibt dann diesen durch die Succinodehydrase aktivierten Wasserstoff an das Cytochromsystem — vermutlich unter Beteiligung der Diaphorase — weiter. Der oxydative Abbau der Bernsteinsäure ist daher im Gegensatz zur Oxydation von p-Phenylendiamin nicht nur durch Blockierung des W a r b u r g schen Ferments zu hemmen, sondern auch durch Aufhebung der Wasserstoffaktivierung und Uebertragung an das Cytochromsystem.

Es war nun zu prüfen, ob die Schmerzstoffe, die das W a r b u r g - sche Atmungsferment unbeeinflußt lassen, die Bernsteinsäureoxydation etwa durch eine Hemmung der am Wasserstofftransport beteiligten Prozesse blockieren.

Methode:

Die Versuche wurden an den gleichen Muskelpräparaten von Katzen und Ratten ausgeführt, die auch für die Oxydation des p-Phenylendiamins verwendet wurden. Hefe ist ungeeignet, da von ihr die Bernsteinsäure nur schwach angegriffen wird. Die Muskelpräparate werden, wie bereits beschrieben, 90 Min. vor Beginn der Messung vergiftet und dann die Oxydation der Bernsteinsäure nach der W a r b u r g-Methode 30 Min. lang bei 37^0 und pH 7,3 in reiner O_2-Atmosphäre bestimmt. In den Trögen war jeweils 0,3 g Muskelpräparat + 0,25 ccm 1 %-ige Bernsteinsäure als Natriumsalz + 1,75 ccm Giftlösung enthalten. Bei den Versuchen mit Monobromessigsäureäthylester wurden die Muskelpräparate nur 90 Min. in 0,2 mol. prim. Natriumphosphat (etwa bei pH 4,5) vergiftet, da unter diesen pH-Bedingungen keine stärkere Spaltung des Esters zu erwarten ist; die Messung des O_2-Verbrauchs wurde dann ohne Giftzusatz in die Tröge vorgenommen.

Die Oxydation der Bernsteinsäure wird nun tatsächlich von einigen Schmerzstoffen in relativ hohen
Verdünnungen eingeschränkt. Akrolein, Allylsenföl, Monobromazeton, die die Oxydation von p-Phenylendiamin nicht beeinflussen, lassen noch in Konzentration 1 : 20 000 hemmende Wirkungen
erkennen. (Vergl. Tabelle 14.) Bromessigsäureäthylester blockiert
ebenfalls stark, doch nur unter pH-Bedingungen, die die Verseifung
verzögern; die freien Monohalogenessigsäuren hemmen die Bernsteinsäureoxydation erst bei Einwirkung sehr großer Giftmengen [v. Euler
und Hellström (77)].

Tabelle 14

Mittlere Hemmungen der Bernsteinsäureoxydation von
Muskelpräparaten durch Schmerzstoffe

(Mittel aus jeweils 12—24 Einzelversuchen)

Stoff	Konz. 1 : 2000	Konz. 1 : 4000	Konz. 1 : 10 000	Konz. 1 : 20 000	Konz. 1 : 50 000
Akrolein	62 %	50 %	41 %	22 %	0 %
Allylsenföl	51 %	35 %	28 %	unter 10 %	0 %
Monobromazeton	80 %	56 %	52 %	38 %	14 %
Bromessigsäure-äthylester	57 %	24 %	13 %	0 %	0 %
Bromzyan	100 %	80 %	46 %	23 %	unter 10 %
KCN	100 %	—	53 %	—	—

Vergleicht man die molaren Konzentrationen, die die Bernsteinsäureoxydation um etwa 50 % einschränken, so zeigt sich, daß Akrolein, Allylsenföl, Bromazeton in derselben Größenordnung hemmend
wirken, wie Blausäure, obwohl sie das Warburgsche Ferment völlig intakt lassen. Die Beeinträchtigung der Bernsteinsäureoxydation
durch Bromzyan würde schon durch den Einfluß dieser Substanz auf
das Warburgsche Atmungsferment erklärt. Dagegen ist die Hemmung durch Akrolein, Allylsenföl und Bromazeton wohl in einer Hemmung des Wasserstofftransportes begründet.

Der direkte Nachweis der Dehydrasehemmung ist am besten nach
der Thunbergmethode (78) in anaerober Versuchsanordnung zu
führen. Bei dieser Versuchsanordnung kann der durch das Warburgsche Ferment aktivierte Sauerstoff nicht mehr als Wasserstoff-
akzeptor fungieren. Statt dessen wird Methylenblau durch den von der
Bernsteinsäuredehydrase aktivierten Wasserstoff hydriert und geht
in die Leukoform über.

Methode:

Die Versuche wurden an den gleichen Muskelpräparaten von Ratten und Katzen ausgeführt, die auch für die Oxydation des p-Phenylendiamins verwendet wurden. Die Muskelpräparate wurden jeweils 1 Stunde vor Beginn des Versuchs vergiftet; die Entfärbungszeiten wurden dann nach Absättigung der Röhrchen mit reinem Stickstoff bei pH 7,3 und 37⁰ bestimmt. In dem Röhrchen war jeweils 1 ccm 0,2 mol. Bernsteinsäure als Na-Salz + 3,5 ccm Pufferlösung (0,2 mol. prim. Natriumphosphat + 0,2 mol. sek. Natriumphosphatlösung im Verhältnis 1 : 2) + 0,5 ccm Methylenblaulösung 1 : 1000 enthalten. Die Giftzusätze erfolgten in die Pufferlösung.

Die Methylenblauentfärbungsversuche mit bernsteinsaurem Natrium haben nun tatsächlich eine starke Hemmung der Succinodehydrase durch Akrolein, Allylsenföl und Monobromazeton ergeben. D i e V e r - z ö g e r u n g d e r E n t f ä r b u n g s z e i t e n b e i Z u s a t z d i e - s e r S c h m e r z s t o f f e i s t s o a u s g e p r ä g t, d a ß d i e H e r a b - s e t z u n g d e r B e r n s t e i n s ä u r e o x y d a t i o n i n d e n v o r a u s - g e h e n d m i t g e t e i l t e n Untersuchungen tatsächlich a l - l e i n a u f d i e H e m m u n g d e r S u c c i n o d e h y d r a s e b e z o - g e n w e r d e n k a n n (vergl. Tabelle 15).

Besonders wichtig ist, daß auch das außerordentlich schmerzwirksame Bromzyan in völliger Uebereinstimmung mit den anderen Schmerzstoffen die Bernsteinsäuredehydrase stark hemmt. Noch Konzentration 1 : 100 000 läßt Effekte erkennen. Dagegen hat Kaliumzyanid, das in Konzentration 1 : 1000 bei Injektion keinen Schmerz verursacht, auch keinen Einfluß auf die Bernsteinsäuredehydrase.

Tabelle 15

H e m m u n g d e r B e r n s t e i n s ä u r e d e h y d r a s e a n R a t t e n - m u s k u l a t u r

Stoff	1 :2000	1 :4000	1 :10 000	1 :20 000	1 :50 000	1 :100 000
Akrolein	51 %	45 %	44 %	33 %	25 %	0 %
Allylsenföl	100 %	43 %	19 %	12 %	0 %	0 %
Monobromazeton	100 %	100 %	100 %	61 %	12 %	0 %
Monobromessig-äthylester	46 %	30 %	0 %	0 %	—	—
Formaldehyd	—	38 %	5 %	0 %	0 %	—
Bromzyan	100 %	100 %	74 %	56 %	28 %	17 %
KCN	0 %	0 %	0 %	0 %	0 %	0 %
Monobromessig-säure	14 %	7 %	0 %	0 %	—	—
Natriumselenit	60 %	40 %	17 %	11 %	0 %	—

Die Wirksamkeit von Akrolein, Monobromazeton und Bromzyan ist beträchtlich höher, als von Natriumselenit (siehe Tabelle 15), das zusammen mit Natriumtellurit als stärkstes Gift für die Bernsteinsäuredehydrase gilt [vergl. v. E u l e r (79)]. Natriumselenit verursacht bei intrakutaner Injektion in Konzentration 1 : 1000 nach einer Latenzzeit von einigen Minuten etwas Schmerz und erzeugt anschließend eine langdauernde Entzündung mit eventueller Hautnekrose. Ob Natriumselenit stärker atmungshemmend als glykolysehemmend ist, scheint noch nicht untersucht zu sein.

Eine hinreichende Erklärung für die atmungshemmende Wirkung der Schmerzstoffe ist mit der Blockierung des Bernsteinsäureabbaus noch nicht gegeben. Nach der Auffassung von S z e n t - G y ö r g y i und anderen Autoren liegt die Bernsteinsäure bei tierischem Gewebe zwar im Hauptweg des oxydativen Stoffabbaus, bei Hefe scheint sie jedoch als Intermediärprodukt keine wesentliche Rolle zu spielen. Außerdem ist die Hemmung des aeroben und anaeroben Bernsteinsäureabbaus noch nicht genügend stark, um als alleinige Ursache der Atmungshemmungen zu gelten. Eine Suche nach weiteren Angriffspunkten war daher nötig.

c) Der Eingriff der Schmerzstoffe in den Zitronensäurezyklus

Während die anaerobe Phase des Zellstoffwechsels in ihren Teilreaktionen und Zwischenstufen weitgehend geklärt ist, kann die Diskussion über den weiteren Abbauweg der Endprodukte des glykolytischen Zerfalls, d. h. der Brenztraubensäure und Milchsäure, noch lange nicht als abgeschlossen gelten. Außer der Bernsteinsäure ist vermutlich eine Reihe weiterer C_4-Dicarbonsäuren in den normalen Ablauf der Zelloxydationen eingeschaltet. Untersuchungen von K n o o p und M a r t i u s (80) sowie von K r e b s (81) haben es wahrscheinlich gemacht, daß sich die Brenztraubensäure mit Oxalessigsäure zu einer Substanz vereinigt, die durch anschließende Oxydation in Zitronensäure übergeht.

$$HOOC \cdot CH_2 \cdot \underset{\underset{COOH}{|}}{C}O + HCH_2 \cdot CO \cdot COOH \longrightarrow$$

Oxalessigsäure   Brenztraubensäure

$$HOOC \cdot CH_2 \cdot \underset{\underset{COOH}{|}}{C}(OH) \cdot CH_2 \cdot CO \cdot COOH \underline{\quad} CO_2 \longrightarrow$$

$$HOOC \cdot CH_2 \cdot \underset{\underset{COOH}{|}}{C}(OH) \cdot CH_2 \cdot C\underset{H}{\overset{O}{\diagdown}} + O \longrightarrow$$

$$HOOC \cdot CH_2 \cdot \underset{\underset{COOH}{|}}{C}(OH) \cdot CH_2 \cdot COOH$$

Zitronensäure

Der weitere Abbau der Zitronensäure vollzieht sich nach M a r t i u s in der Weise, daß durch die Wirkung des Ferments Akonitase aus Zitronensäure unter Wasserabspaltung cis-Akonitsäure gebildet wird. Aus dieser geht unter erneuter Wasseranlagerung Isozitronensäure hervor, die dann durch die Citricodehydrase zu Oxalbernsteinsäure dehydriert wird. Oxalbernsteinsäure wandelt sich durch Dekarboxylierung in α -Ketoglutarsäure um.

$$
\begin{array}{ccccc}
\text{COOH} & \text{COOH} & \text{COOH} & \text{COOH} & \text{COOH} \\
| & | & | & | & | \\
\text{CH} & \text{CH} & \text{CHOH} & \text{C=O} & \text{C=O} \\
| & \| & | & | & | \\
\text{HO-C-COOH} & \text{C-COOH} & \text{CH-COOH} & \text{CH-COOH} & \text{CH}_2 \\
| & | & | & | & | \\
\text{CH}_2 & \text{CH}_2 & \text{CH}_2 & \text{CH}_2 & \text{CH}_2 \\
| & | & | & | & | \\
\text{COOH} & \text{COOH} & \text{COOH} & \text{COOH} & \text{COOH}
\end{array}
$$

| Zitronensäure | cis-Akonitsäure | Isozitronensäure | Oxalbernsteinsäure | α-Ketoglutarsäure |

Übergänge: $\xrightarrow[+H_2O]{-H_2O}$, $\xrightarrow[-H_2O]{+H_2O}$, Isocitrico-dehydrase $\xrightarrow{-H_2}$, $\xrightarrow{-CO_2}$

Aus der α-Ketoglutarsäure kann durch Kohlensäureabspaltung über den Bernsteinsäurealdehyd Bernsteinsäure entstehen.

$$
\begin{array}{ccc}
\text{COOH} & \text{C}\!\!<^{\text{H}}_{\text{O}} & \text{COOH} \\
| & | & | \\
\text{C=O} & \text{CH}_2 & \text{CH}_2 \\
| & | & | \\
\text{CH}_2 & \text{CH}_2 & \text{CH}_2 \\
| & | & | \\
\text{CH}_2 & \text{COOH} & \text{COOH} \\
| & & \\
\text{COOH} & &
\end{array}
$$

$\xrightarrow{-CO_2}$ $\xrightarrow{+O}$

α-Ketoglutarsäure   Bernsteinsäurealdehyd   Bernsteinsäure

Damit mündet der von K n o o p, M a r t i u s und K r e b s vorgeschlagene Abbauweg der Brenztraubensäure in das Schema der biologischen Oxydation nach S z e n t - G y ö r g y i ein, in dessen Mittelpunkt die atmungskatalytische Funktion der Bernsteinsäure steht. Die bei der Bernsteinsäuredehydrierung gebildete Fumarsäure kann durch Wasseranlagerung in Aepfelsäure übergehen. Der Ring schließt sich zum Zitronensäurezyklus durch den Umstand, daß Dehydrierung der Aepfelsäure Oxalessigsäure liefert, die zusammen mit Brenztraubensäure wieder das Ausgangsprodukt für die Zitronensäurekondensation bildet. Milchsäure entsteht offenbar nur dann, wenn der normale oxydative Abbauweg der Brenztraubensäure über diesen Zyklus nicht beschritten werden kann, d. h. bei Sauerstoffentzug oder Vergiftung oxydativer Fermentsysteme.

Schema des Zitronensäurezyklus

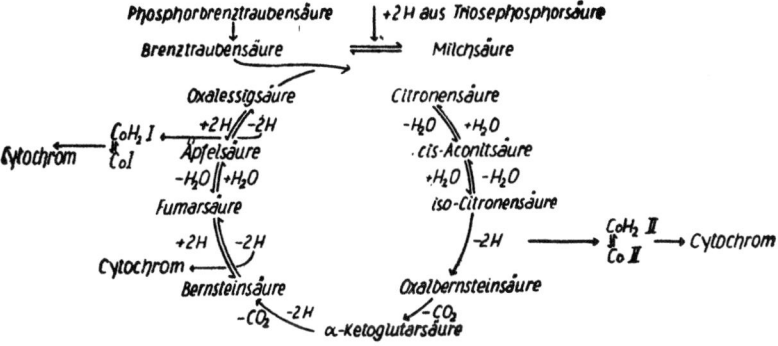

Der Zitronensäurezyklus ist für unsere Fragestellung offensichtlich von großer Bedeutung; denn er gibt eine Vorstellung über diejenigen wasserstoffübertragenden Prozesse im Zuge der Zelloxydation, bei denen vermutlich weitere Angriffspunkte der schmerzerregenden Oxydationsgifte liegen. Im folgenden wurde daher in anaerober Versuchsanordnung geprüft, wie der Abbau der wichtigsten Zwischenprodukte dieses Zyklus durch die Schmerzstoffe beeinflußt wird.

Methode:

Die Versuche wurden an frisch gewonnener Rattenmuskulatur durchgeführt, die in einem Fleischwolf durch 4-maliges Durchdrehen zerkleinert worden war. 4 g Muskelbrei wurden jeweils in 75 ccm Phosphatpufferlösung (1 Teil 0,2 mol. prim. Natriumphosphat + 2 Teile 0,2 mol. sek. Natriumphosphat) bei Zimmertemperatur suspendiert. Dem Parallelansatz wurde jeweils der Schmerzstoff in entsprechender Konzentration auf 75 ccm Pufferlösung zugesetzt. Nach 1 Stunde Einwirkungsdauer Abpressen der Flüssigkeit durch ein Leintuch. Jeweils 1 g Muskelbestandteile + 3,5 ccm Pufferlösung + 1,0 ccm 0,2 mol. des jeweiligen Substrats (Natriumsalze der Säuren) + 0,5 ccm Methylenblaulösung (Konz. 1 : 1000 in H_2O) werden in ein Thunbergröhrchen gebracht. Die vergifteten Ansätze enthalten auch im Thunbergröhrchen die gleichen Giftkonzentrationen, wie während der vorausgegangenen 1-stündigen Vorbehandlung. Nach Absättigung der Röhrchen mit Stickstoff wird bei 37⁰ die Entfärbungszeit bestimmt. Da ein stärkeres Auswaschen des Muskelbreies auch die Co-Fermente entfernen würde, waren unsere Ansätze nicht frei von zelleigenen dehydrierbaren Substraten. Auch in den Kontrollen ohne zugesetztes Substrat, tritt langsam eine langsame Spontanfärbung ein. Es wurden nur solche Versuche verwertet, in denen die Entfärbung in den Röhrchen mit Substrat mindestens doppelt so schnell wie die Spontanentfärbung in den Kontrollröhrchen ohne Substratzusatz erfolgte. Es wurden jeweils folgende Ansätze untersucht:

1. Unvergiftetes Muskelpräparat ohne Substratzusatz.
2. Vergiftetes Muskelpräparat ohne Substratzusatz.
3. Unvergiftetes Muskelpräparat mit Substratzusatz.
4. Vergiftetes Muskelpräparat mit Substratzusatz.

Die errechneten und im folgenden mitgeteilten Prozentwerte für die Hemmung der einzelnen Dehydrierungsprozesse, geben ein ungefähres Bild über die Wirkung der Schmerzstoffe; sie werden in dieser Form im Interesse einer gedrängten Uebersicht gegeben und stellen jeweils das Mittel aus 3—6 Versuchen dar. Die Hemmung der Eigenentfärbung in den Ansätzen ohne Substrat durch Schmerzstoffe, liegt in derselben Größenordnung, wie die Hemmung bei der Dehydrierung der zugesetzten Substrate.

Auch Brenztraubensäure kann an unseren Muskelpräparaten als Substrat für die Methylenblauentfärbung dienen. Die Schmerzstoffe haben auf diese Umsetzung übereinstimmend starke Effekte (vergl. Tabelle 16). Akrolein, Bromzyan und Monobromazeton heben in

Tabelle 16

Hemmung des anaeroben Brenztraubensäureabbaus an Rattenmuskulatur

Stoff	1:2000	1:4000	1:10 000	1:20 000	1:50 000	1:100 000
Allylsenföl	90 %	62 %	35 %	7 %	0 %	—
Akrolein	100 %	100 %	90 %	31 %	8 %	4 %
Bromzyan	100 %	100 %	80 %	63 %	30 %	15 %
Monobromazeton	100 %	100 %	100 %	56 %	27 %	15 %
Bromessigsäure-äthylester	90 %	55 %	2 %	0 %	—	—
Formaldehyd	100 %	100 %	38 %	17 %	0 %	—
Bromessigsäure	33 %	13 %	0 %	—	—	—

Konz. 1:10 000 die Entfärbung völlig oder fast vollständig auf; auch Konz. 1:100 000 ist noch etwas wirksam. Allylsenföl, Bromessigsäureäthylester und Formalin hemmen dagegen den Brenztraubensäureabbau etwas weniger stark. Monobromazetat ist entsprechend der fehlenden Schmerzwirkung am schwächsten.

Aus Tabelle 17 ist zu ersehen, daß die halogenhaltigen und halogenfreien Schmerzgifte auch die Milchsäuredehydrase inaktivieren. Dieses Ferment setzt Laktat zu Pyruvat um. Die Hemmung der Milchsäuredehydrase ist etwa gleichstark ausgebildet, wie die des Brenztraubensäureabbaus: Monobromazeton und Bromzyan heben die Dehydrierung der Milchsäure noch in Konz. 1:10 000 vollkommen auf.

Tabelle 17
Hemmung der Milchsäuredehydrase an Rattenmuskulatur

Stoff	1:2000	1:4000	1:10 000	1:20 000	1:50 000	1:100 000
Akrolein	42 %	36 %	68 %	47 %	9 %	0 %
Allylsenföl	75 %	53 %	13 %	0 %	0 %	0 %
Monobromazeton	100 %	10 %	100 %	49 %	40 %	4 %
Bromessigsäure-äthylester	100 %	64 %	50 %	50 %	9 %	0 %
Formaldehyd	100 %	100 %	43 %	39 %	36 %	0 %
Bienengift	80 %	73 %	61 %	58 %	47 %	45 %
Bromzyan	100 %	100 %	100 %	77 %	57 %	25 %
KCN	0 %	0 %	0 %	0 %	0 %	
Monobromessig-säure	45 %	40 %	0 %	0 %	—	—

Getrocknetes Bienengift,*) das ebenfalls geprüft wurde, reduzierte den Laktat-Abbau noch bei Konz. 1 : 100 000 um ca. 45%. Damit ist Bienengift in diesen höheren Verdünnungen im Muskelbrei stärker wirksam als die übrigen Schmerzstoffe. Verzögerungen der Methylenblau-Entfärbung wurden von uns bis Konz. 1 : 2 Millionen festgestellt.

Auch der Abbau der Zitronensäure ist gegenüber den Schmerzstoffen sehr empfindlich. Die Hemmungen sind jedoch etwas schwächer als beim Laktat und Pyruvat (vergl. Tabelle 18). Außerordentlich intensiv hemmt Bromzyan, das noch bis Konzentration 1 : 150 000 Effekte erkennen ließ.

Tabelle 18
Hemmung des anaeroben Zitronensäureabbaues an Rattenmuskulatur

Stoff	1:2000	1:4000	1:10 000	1:20 000	1:50 000	1:100 000
Allylsenföl	100 %	30 %	0 %	0 %	—	—
Akrolein	66 %	79 %	69 %	17 %	12 %	0 %
Bromzyan	100 %	100 %	100 %	69 %	64 %	43 %
Monobromazeton	100 %	90 %	56 %	6 %	0 %	—
Bromessigsäure-äthylester	44 %	42 %	7 %	7 %	—	—
Formaldehyd	90 %	74 %	34 %	15 %	8 %	—
Monobromessig-säure	26 %	10 %	0 %	—	—	—

*) Das Bienengift wurde in freundlicher Weise von Herrn Prof. Dr. Dr. W. Neumann-Würzburg, aus Beständen der Firma Mack u. Co., Illertissen, zur Verfügung gestellt. Charge 2/48 verursachte in unseren Versuchen selbst noch bei Konz. 1 : 1 Million auch teilweise Hemmung der Dehydrierung von Pyruvat, Citrat, Oxalazetat (Versuche mit Methylenblau und Triphenyltetrazoliumchlorid).

Nach Vergiftung durch die aufgeführten Schmerzstoffe ist auch die Fähigkeit der Muskulatur α-Ketoglutarsäure umzusetzen geschädigt; das gleiche gilt auch für den weiteren Abbau der Oxalessigsäure*) im vergifteten Muskelbrei, wie orientierende Versuche gezeigt haben. Die Hemmungen scheinen ähnlich stark wie bei den anderen vorausgehend geprüften Substraten zu sein.

Es hat den Anschein, als ob durch Akrolein in Konz. 1 : 2000 und 1 : 4000 der anaerobe Abbau der Bernsteinsäure, Milchsäure und Zitronensäure nicht völlig unterbunden würde. Bei der Milchsäuredehydrierung (Tab. 17) ist z. B. die Methylenblauentfärbung in Konzentration 1 : 10000 stärker gehemmt, als in Konzentration 1 : 2000. Dies beruht jedoch darauf, daß Akrolein in hoher Konzentration selbst zu einer Methylenblauentfärbung führt. Offenbar liegt bei dieser störenden Nebenreaktion eine katalytische Mitwirkung eisenhaltiger Fermente vor, denn nach Vergiftung des Muskelpräparats durch KCN wird diese Erscheinung nicht mehr beobachtet; die Hemmungen der Methylenblauentfärbung entsprechen dann dem zu erwartenden Ausmaß.

Ueberblickt man diese Ergebnisse, so erstreckt sich der hemmende Einfluß der halogenhaltigen und halogenfreien Schmerzstoffe offenbar auf sämtliche dehydrierenden Teilprozesse, die in den oxydativen Substratabbau eingeschaltet sind. Die Tatsache, daß die Zyanide — im Gegensatz zu den dehydrasehemmenden Halogenzyanen praktisch keine Schmerzwirkung haben, könnte zu der Auffassung führen, daß die für die Schmerzentstehung wesentliche Hemmung der Zelloxydation überhaupt in den wasserstoffaktivierenden Anteilen liege und die Hemmung der eisenkatalytischen Prozesse ohne größere Bedeutung für die Schmerzentstehung sei. Gegen diese Auffassung spricht jedoch anscheinend, daß die Stickstoffwasserstoffsäure bzw. Natriumazid äußerst starke sensible Reizeffekte hat [F l u r y (38)]. Diese Substanz hemmt das W a r b u r g sche Ferment als Eisenkomplexbildner so wie Blausäure, Schwefelwasserstoff und Kohlenoxyd. Nach K e i l i n (71) hebt Azid auch die p-Phenylendiaminoxydation auf.

Auch Schwefelwasserstoff übt an den Schleimhäuten der Nase und an den Augen Schmerzwirkungen aus [L e h m a n n (82)]. Es hat sich aber gezeigt, daß bei Anwesenheit von Sauerstoff sehr schnell Oxydationsprodukte des Schwefelwasserstoffs (Polysulfide) entstehen, die ihrerseits auf die Bernsteinsäuredehydrase blockierend wirken können [B e r g s t e r m a n n und L u m m e r (83)]. Die Reizwirkung des Schwefelwasserstoffs beruht demnach nicht mit Sicherheit auf der Atmungshemmung im eisenkatalytischen Anteil.

---

*) Proben von Oxalessigsäure und Ketoglutarsäure wurden von Herrn Prof. R. K u h n, Kaiser-Wilhelm-Institut für medizinische Forschung, Heidelberg, in liebenswürdiger Weise zur Verfügung gestellt.

Die einzige sensible Wirkung der Blausäure besteht in einem kratzenden Rachenreiz bei Einatmung lebensbedrohlicher Konzentrationen. Eine volle Erklärung für das Fehlen weiterer Schmerzeffekte kann noch nicht gegeben werden. Man wird an die schwache Adsorbierbarkeit (W a r b u r g) dieser Substanz denken, sodaß vielleicht an den Oberflächen der Schleimhäute keine genügende Anreicherung zustande kommen kann; doch müßte dann wenigstens die intrakutane Injektion zu Schmerz führen. Ein Auftreten von Lokalanästhesie, die vielleicht Schmerzeffekte wieder auslöschen würde, konnte ebenfalls nicht festgestellt werden. Man muß auch daran denken, daß nach einer — nicht unwidersprochenen — Angabe von B l o c h (84) die zelligen Elemente der Epidermis nur eine ganz schwache Indophenolblaureaktion zeigen sollen, was auf eine sehr geringe Aktivität des W a r b u r g schen Ferments in der Haut schließen ließe. Nach eigenen Versuchen tritt aber doch eine durch Zyanid deutlich hemmbare Oxydation von p-Phenylendiamin in der menschlichen Haut ein. Immerhin ist sehr auffällig, daß KCN und NaCN ˙die Oxydationen der Froschhaut erst in Konz. 1 : 12 500 etwa um 50% hemmen, während unter sonst gleichen Versuchsbedingungen die Atmung der Froschmuskulatur (seitliche Bauchdecken) schon durch Konz. 1 : 100 000 im Mittel um etwa 50% reduziert wird (F l e c k e n s t e i n u. B r o s e). D i e Z y a n i d e s i n d a n F r o s c h h a u t a l s o e t w a 1 0 - m a l w e n i g e r s t a r k a t m u n g s h e m m e n d, a l s a n M u s k u l a t u r.

‚Die große Mehrzahl oxydationshemmender Schmerzstoffe ist, wenn man von Schwefelwasserstoff und Azid absieht, sicherlich auf die Blockierung des wasserstoffaktivierenden Anteils eingestellt. Auch eine Reihe arsenhaltiger Substanzen, auf die hier nicht näher eingegangen werden soll, greift an diesen Prozessen an. Auch Narkotika und Schlafmittel können bei intrakutaner Injektion Schmerz erregen. Dies gilt für viele Substanzen (Alkohole, Aether, Chloroform und andere chlorierte Kohlenwasserstoffe, Urethane, Barbitursäurederivate), wobei ein gewisser Parallelismus zwischen den narkotischen Wirkungsstärken und den sensiblen Reizeffekten festzustellen ist [Muschaweck und F l e c k e n s t e i n (70)]. In gewissen Konzentrationsbereichen tritt bei einzelnen dieser Stoffe auch Lokalanästhesie ein. Eingehende Studien an Hirngewebe und an isolierten Enzymsystemen wurden besonders von Q u a s t e l und Mitarb. (85) angestellt. Diese Autoren fanden, daß auch die Narkotica, Veronal, Luminal, Noctal, Somnifen, Chloral, Chloreton, Paraldehyd — so wie dies für Aether und Chloroform schon bekannt war — in erster Linie in den oxydativen Stoffabbau eingreifen, während die anaerobe Spaltung von Glukose wenig beeinflußt wird. Entscheidend für das Absinken der Oxydationen — und nach der Auffassung von Q u a s t e l für die narkoti-

sche Wirkung überhaupt — ist die Hemmung der wasserstoffaktivierenden Prozesse. Der Abbau von Milchsäure, Brenztraubensäure und anderen Substraten wird nicht mehr zu Ende geführt. Die p-Phenylendiaminoxydation erfährt dagegen eine geringere Hemmung. Die Narkotica beeinträchtigen damit offenbar aufgrund ihrer unspezifischen
Oberflächenanreicherung die gleichen dehydrierenden Fermente, die
auch den Angriffspunkt für die zum Teil ausgesprochen oberflächen-
affinen, spezifisch atmungshemmenden übrigen Schmerzstoffe bilden.

d) Zur chemischen Natur der betroffenen Fermentgruppen

Die Toxizität der halogenhaltigen Ester und Ketone ist an die che-
mische Reaktionsfähigkeit des Halogens im Molekül geknüpft, das sich
mit aktiven Fermentgruppen umsetzt. Spezielle Vorstellungen über die
Natur der dabei eintretenden Reaktionen sind bisher nur für den
Fall der freien Monohalogenessigsäuren entwickelt worden. Hier
wird vor allem eine Blockierung der SH-Gruppen von Cystein und
Glutathion erörtert. Diese Reaktion mit SH-Gruppen dürfte für den
Fall der Monojodessigsäure wie folgt verlaufen:

$$R—SH + JCH_2COOH + R—SCH_2COOH + HJ$$

Von Dickens(86) sowie von Michaelis und Schubert(87) sind
für die Monojodessigsäure die entsprechenden Reaktionsprodukte in
vitro erhalten worden. Bemerkenswert ist, daß diese Umsetzung tatsächlich in physiologischen pH- und Temperaturbereichen rasch eintritt.
Cystein und Glutathion gehören dabei zu den schnellst reagierenden
Thiolen. Auch die halogenhaltigen Schmerzstoffe gehen offenbar derartige Reaktionen ein.

Durch die Arbeiten von Hopkins(88), v. Euler und Hell-
ström(77), Morgan und Friedmann(89), Bergstermann
und Stein(90) ist die Auffassung gestützt, daß Thiolgruppen für die
Aktivität der Bernsteinsäuredehydrase entscheidend sind: Sie können
nach v. Euler und Hellström als Träger der wasserstoffaktivierenden Eigenschaften des Ferments gelten. Die Hemmung der Bernsteinsäuredehydrase durch halogenhaltige Schmerzstoffe kann demnach
zwanglos auf eine Umsetzung mit Sulfhydrylgruppen bezogen werden.

Ob auch die anderen Wasserstoffübertragungen, die im Gegensatz
zur Bernsteinsäuredehydrase noch eines Coferments bedürfen, nach
dem gleichen Modus blockiert werden, ist jedoch fraglich. Es besteht
die Möglichkeit, daß auch noch andere Systeme wie z. B. die hydrierten

Stufen wasserstoffaktivierender Fermentgruppen (Dihydro-Cozymase, Dihydroflavingruppe des gelben Ferments) in ähnlicher Weise mit reaktionsfähigen organischen Halogenverbindungen zu reagieren vermögen. Dabei würden die geordneten Wasserstoffübertragungen nach folgendem Schema gestört:

$$\text{Ferment—H} + \text{Halogen—R} = \text{Ferment—R} + \text{Halogen—H}$$

Bei der Milchsäuredehydrierung ist z. B. die Codehydrase I beteiligt; die Zitronensäuredehydrase benötigt als Coferment Codehydrase II, die Alkoholdehydrierung der Hefe wird ebenfalls durch die Codehydrase I ermöglicht [(H. v. E u l e r (91)]. Die Milchsäure-, Alkohol- und Zitronensäuredehydrierung verläuft nach T h e o r e l l (92) außerdem noch unter Mitwirkung gelber Fermente. Da die Schmerzstoffe gerade auch bei Hefe noch in außerordentlich starken Verdünnungen atmungshemmend sind, ist ein Reagieren mit derartigen spezifischen Fermentgruppen, wie den Cofermenten wahrscheinlicher, als mit gewöhnlichen SH-Gruppen.

Für die Toxizität der halogenfreien Stoffe Akrolein und Allylsenföl ist die Doppelbindung im Molekül von großer Bedeutung. Auch andere Allylverbindungen, z. B. Allylformiat, hemmen nach früheren Untersuchungen [F l e c k e n s t e i n (41)] an Hefe, Froschhaut und Lebergewebe, vor allem die Zellatmung. Es ist wahrscheinlich, daß auch solche reaktionsfähigen, ungesättigten Körper als unphysiologische Wasserstoffakzeptoren auftreten und durch enzymatisch aktivierten Wasserstoff hydriert werden können. Dabei werden wohl ebenfalls die geordneten Wasserstoffübertragungen gestört bzw. auch die entsprechenden Wirkgruppen (Co-Dehydrasen) blockiert. F i s c h e r und E y s e n b a c h (93) haben an Hefesuspensionen und gereinigten Fermentlösungen gezeigt, daß die bekannten Wasserstoffverschiebungen, die zunächst Co-Dehydrasen reduzieren, schließlich zur Hydrierung von ungesättigten Verbindungen, wie Crotylalkohol, Zimtalkohol, Zimtaldehyd, Geraniol, Citral, die ihre Doppelbindung ähnlich wie beim Allyl in α - oder ß-Stellung haben, führen können. Auch dabei kommt nach Beobachtungen dieser Autoren der desmolytische Stoffabbau zum Stillstand. B a c q (40) hat gezeigt, daß Allylsenföl mit SH-Gruppen des Gewebes reagiert und diese dabei blockiert. Die von uns beobachtete Hemmung der Bernsteinsäureoxydation durch Akrolein und Allylsenföl könnte aus den oben erörterten Gründen mit einer derartigen Inaktivierung von SH-Gruppen in Zusammenhang stehen. Für die Blockierung der anderen Dehydrierungsprozesse gelten die gleichen Erwägungen, wie bei halogenhaltigen Schmerzstoffen.

C. Die Erregungsbedingungen der Schmerznervenendigungen

I. Allgemeine Beziehungen zwischen der Schmerzentstehung und dem Stoffwechsel geschädigter Zellen

Die Befunde über Schmerzauslösung durch geringste Mengen spezifisch wirksamer atmungshemmender Substanzen unter Ausschluß gröberer Ursachen, liefern neue Gesichtspunkte zum Schmerzproblem. Sie bringen — ganz allgemein gesehen — den Schmerz in engen Zusammenhang mit den Problemen des oxydativen Stoffumsatzes und damit in Beziehung zu bekannten Stoffwechselabläufen.

a) Anoxämie

Die Bedeutung reduzierter Oxydationen für die Schmerzentstehung geht schon aus der Erscheinung des Anoxämieschmerzes hervor, der bei embolischem Verschluß der Extremitäten- und Mesenterialarterien sowie der Koronargefäße mit äußerster Heftigkeit auftritt. Sutton und Lueth (94) konnten an Hundeherzen zeigen, daß allein der Ausfall der Zirkulation nach Ligatur der Kranzarterie oder -Vene Schmerz auslöst, während die mechanischen Momente, wie Zusammenschnürung des Herzmuskels und des visceralen Epicards, sowie die Dehnung der Aorta ascendens, der Kammer, des Aortenbogens und des Aortenringes ohne Schmerzwirkung sind. Der Schmerz geht dabei von den Nerven in der Adventitia der Gefäße aus. Auch isolierte Säugetiernerven in Stickstoffatmosphäre (N. peroneus, phrenicus der Katze) zeigen nach Beobachtungen von Lehmann (95) während der ersten 6—8 Minuten des Sauerstoffentzugs ein starkes Absinken der Reizschwellen und senden spontan unregelmäßige Erregungssalven aus. Auch Heinbecker (96) fand an isolierten Froschnerven bei Sauerstoffabschluß für 15—30 Minuten eine Senkung der Reizschwellen. Bei menschlichen Nerven in situ wurde von Thompson und Kimball (97) eine analoge Periode der Uebererregbarkeit und Spontanaktivität während Ischämie beobachtet. Dabei geraten zuerst die sensiblen und dann erst die motorischen Fasern in Erregung [Kugelberg (98)]. Bei länger dauerndem Sauerstoffabschluß geht die Erregbarkeit bald verloren. Die Spontantätigkeit peripherer sensibler Elemente bei Anoxämie führt gleichzeitig zu reflektorischen Erregungssalven in der Muskulatur, wie von Schaefer (142) sowie von Göpfert und Schaefer (143) gefunden wurde. Diese sensible Spontantätigkeit ist wohl eine der Hauptursachen für die bei Anoxämie zu beobachtende Tonuszunahme der Muskulatur, noch bevor es hier zu direkten Anoxämiefolgen kommt.

Nach Ergebnissen von Kissin(99) ist der Muskelschmerz nicht in erster Linie als Folge der fehlenden Durchblutung, sondern als Folge des Sauerstoffmangels anzusehen. Wurde von normalen Versuchspersonen eine bestimmte Ergographenarbeit geleistet, so trat bei reduziertem Sauerstoffgehalt der Atemluft, regelmäßig Muskelschmerz ein. Bei normalen Sauerstoffwerten wurden dagegen nie Schmerzen angegeben. Die Heftigkeit und Schnelligkeit des Schmerzbeginns hängt dabei vom Grad des Sauerstoffmangels und der Schwere der Arbeit ab. Nach dem Einstellen der Arbeit verschwindet der anoxämische Muskelschmerz nur sehr langsam, dagegen sofort, wenn wieder normale Luft geatmet wird. Die Vorstellung liegt sehr nahe, daß als schmerzauslösende Stoffe gewisse Produkte des Muskelstoffwechsels anzusehen sind, zu deren Entfernung Sauerstoff benötigt wird. Man muß in diesem Zusammenhang zunächst ganz allgemein alle körpereigenen Substanzen in Betracht ziehen, die sich infolge Aufhebung der Pasteur-Meyerhofschen Reaktion im anoxämischen Gewebe anhäufen können.

b) Die Hemmung der Zellatmung durch Gifte

Durch die einseitige Blockierung der Zellatmung greifen die Schmerzstoffe ebenfalls in die physiologischen Gleichgewichte zwischen der anaeroben Spaltung und den oxydativen Prozessen störend ein. Während bei ausreichender Atmung der intakten Zelle die Bedingungen für eine meßbare Glykolyse fehlen, kommt bei Verringerung der Oxydationen, ebenso wie bei Sauerstoffentzug, der dissimilatorische Zerfall in Gang. Durch unsere Versuchsserien in Stickstoff, wurde in jedem einzelnen Fall der Nachweis erbracht, daß die Fähigkeit zur Glykogenolyse durch die schmerzerregenden Stoffe entweder überhaupt nicht — wie beim Akrolein und Formaldehyd — oder im Verhältnis zur Atmung nur wenig reduziert wird: Bei den halogenhaltigen Schmerzstoffen erfährt die anaerobe Säurebildung im allgemeinen erst eine Hemmung, wenn die Atmung schon über 50 % abgesunken ist. Der Eingriff schmerzerregender Atmungsgifte muß also an der Epithelzelle zu einer ähnlichen Glykogenolyse, wie Sauerstoffentzug, führen. Dies wurde von uns in einigen Versuchen auch experimentell gesichert.

Narkotika und Schlafmittel, die bei intrakutaner Injektion, wie bereits erwähnt, zu Schmerz führen können, zeigen ebenfalls ein Ueberwiegen der atmungshemmenden Wirksamkeit. Bei geeigneter Narkoticumkonzentration kann daher nach Befunden von Loebel(100) in Rückenmark, grauer Hirnsubstanz, Epithel- und Karzinomgewebe die aerobe Glykolyse stark ansteigen. Im Muskel ist durch Fletcher und Hopkins(101), Parnas und Wagner(102) sowie durch Meyerhof(103) für Chloroform, dessen örtliche sensible Reizwirkung bereits eingangs besprochen worden ist, ebenfalls eine starke Produktion von Milchsäure nachgewiesen worden [vergl. S c h e n k (104)]. Man kann annehmen, daß auch die dem Chloroform nahestehenden, lokal schmerzerregenden Kohlenwasserstoffe gleichfalls zu einer Anhäufung von dissimilatorischen Zerfallsprodukten im Gewebe führen.

c) Die unspezifische Schädigung der Zellstruktur

Die Stoffwechselveränderungen der Zelle nach mechanischen, thermischen, aktinischen sowie unspezifisch chemischen Eingriffen von schädlichem Charakter sind in ganz ähnlicher Weise durch das Hervortreten von Zerfallsprozessen gekennzeichnet. Die Strukturschädigung ist dabei das auslösende Moment; der Sauerstoffverbrauch ist dann sogar oft erhöht. Es sind in diesem Zusammenhang die Untersuchungen von D r u c k r e y sowie von B r o c k , D r u c k r e y und H e r - k e n (105) an Speicheldrüsengewebe sehr zu beachten, die die aerobe Glykogenolyse nach einer Reihe verschiedenartiger Eingriffe auf die unspezifische Störung des physikalisch-chemischen Zustandes der Zellkolloide zurückführen.

Der Dualismus zwischen der Glykogenolyse durch Sauerstoffentzug bzw. Atmungshemmung und den durch direkte und unspezifische Schädigung ausgelösten dissimilatorischen Prozessen, wird durch neuere Vorstellungen, die besonders von R i e s s e r (106) entwickelt worden sind, theoretisch überbrückt. Die Atmung ist offenbar in entscheidender Weise an der Strukturbewahrung der Zelle beteiligt und hält durch Zufuhr oxydativer Energie dem ständig drohenden Zerfall des Zellgefüges das Gleichgewicht. Auch alleiniger Sauerstoffentzug führt schon zu degenerativen Prozessen, hauptsächlich an Geweben mit hohem Sauerstoffbedürfnis (Herz, Gehirn, Skelettmuskulatur). Nach dieser „Strukturtheorie" ist auch die Glykogenolyse durch Sauerstoffentzug oder Atmungshemmung schon die Folge einer — anfangs noch unsichtbaren — Strukturschädigung und dem Glykogenzerfall aus anderer Ursache im Prinzip gleichzusetzen. Es steht jedenfalls fest, daß der Stoffwechsel des unspezifisch geschädigten und des in seinen Oxydationen gehemmten Gewebes in mancher Hinsicht gleichartig verläuft. D i e   l e t z t e n   U r s a c h e n   d e r   S c h m e r z e n t s t e h u n g k ö n n t e n   w o h l   i n   d i e s e n   g e m e i n s a m e n ,   d u r c h   S c h ä d i - g u n g   b z w .   A t m u n g s h e m m u n g   a u s g e l ö s t e n   S t o f f w e c h - s e l r e a k t i o n e n   l i e g e n .   W e l c h e   F a k t o r e n   d a b e i   i m   e i n - z e l n e n   i n   F r a g e   k o m m e n ,   w i r d   i m   f o l g e n d e n   n o c h   e r - ö r t e r t .

d) Schmerz und Entzündung

Der Schmerz ist lediglich das erste, durch die Störung des Zellstoffwechsels ausgelöste alarmierende Symptom; bei Fortdauer der

schädigenden Einwirkung folgen die pathologisch-anatomisch greif-
baren Strukturveränderungen meist rasch nach. Alle von uns geprüften atmungshemmenden Schmerzstoffe sind ent-
zündungserregend und verursachen in stärkeren Konzentrationen Gewebsnekrosen. Sie zeigen besonders deutlich, daß die Intaktheit der Gewebsstruktur eng an die Unversehrtheit
der energieliefernden Umsetzungen geknüpft ist und durch die Hemmung dieser Prozesse schwer geschädigt wird. Der Schmerz ist aber
nicht bei allen Entzündungsgiften die erste Reaktion: Deutlicher
Schmerz fehlt z. B. bei einer Reihe solcher Stoffe, die ähnlich wie die
Monohalogenessigsäuren die anaeroben Spaltungsprozesse stärker einschränken, als die Zellatmung.

Offensichtlich kommt dem primär hemmenden Eingriff in den Zellstoffwechsel bei zahlreichen entzündungserregenden Noxen chemischer
Natur eine größere Bedeutung zu, als meist angenommen wird. Auch
die Allylverbindungen, die von der Eppingerschen Schule zur Er-
zeugung von seröser Entzündung viel verwendet wurden, sind primäre
Gifte für den Zellstoffwechsel [Fleckenstein(41)]. Während
früher die Probleme der Entzündung und Zelldege-
neration in erster Linie morphologisch betrachtet
wurden, treten jetzt ferment-chemische Gesichtspunkte immer mehr in den Vordergrund.

Entzündetes Gewebe ist gegenüber äußeren Einwirkungen besonders empfindlich und reagiert auf Reize schmerzhaft, die sonst keinen
schädigenden Charakter haben. Auch dieser hyperalgetische, „sus-
zeptile" Zustand ist nach der Auffassung von Lewis (22), wie bereits
erwähnt, durch das Freiwerden irgendeiner Gewebssubstanz erzeugt.
Alle Eingriffe, die die dissimilatorischen Vorgänge in entzündeten Geweben noch weiter steigern (Ischämie, Stauung, mechanische Beanspruchung, Wärme), verstärken nicht nur die Schmerzen, sondern auch
die sichtbare Gewebsschädigung. Dagegen sind günstige Wirkungen
von der Senkung des Sauerstoffbedürfnisses erkrankter Teile (Ruhigstellung, Kälte) sowie von der Förderung der Durchblutung zu erwarten. Eichholtz(107) hat als erster die hohe Bedeutung der
„inneren Sauerstofferparnis" bei der Therapie derartiger Zustände in
aller Schärfe ausgesprochen. Es ergibt sich hieraus die Erklärung für
eine große Reihe von Behandlungsmaßnahmen, die sich seit langem
in der Praxis bewährt haben. Ausheilung oder Nekrotisierung ent-
zündlich veränderten Gewebes hängt von den Atmungsbedingungen
ab. Der Schmerz kann dabei als überaus feiner und rascher Indikator
den progredienten oder reversiblen Verlauf einer solchen Störung wie-
dergeben.

II. Die humoralen Faktoren der Schmerzauslösung

Der Schmerz hängt offensichtlich aufs engste mit der Hemmung der oxydativ-assimilatorischen und mit dem Ueberwiegen der dissimilatorisch-glykogeno-lytischen Prozesse im Gewebe zusammen. Die weitere Analyse der einzelnen Faktoren, die für die schmerzhafte Erregung der Nervenendigungen entscheidend sein könnten, muß auf dieser Grundtatsache aufbauen.

a) Milchsäure und andere Säuren

Für die Rolle eines „chemischen Zwischenglieds" beim Anoxämieschmerz haben v. Gaza und Brandi(31), Moore und Moore(108), sowie Perlow, Markle und Katz(109) besonders die Milchsäure in Betracht gezogen, die im erstickenden Muskel in großer Menge entsteht und sich dort nach Verschluß der Zirkulation weiter anreichert. Auch Katz, Lindner und Landt(110) nehmen an, daß der Muskelschmerz durch eine Substanz von saurem Charakter ausgelöst wird. Die Anhäufung des Stoffes wird anscheinend durch venöse Stauung, Sauerstoffarmut und zusätzliche Kontraktionsarbeit begünstigt, während systematisches Training die Entstehung hemmt. Nach Moore und Moore(108) tritt bei intraarterieller Injektion von milchsäurehaltigen Lösungen schon in Konzentrationen über 0,1 % eine schmerzhafte Reizung der Gefäßnerven ein. Auch bei intakter Zirkulation scheint im Muskel eine stärkere pH-Verschiebung durch Säurebildung möglich zu sein. Pechstein(111) wies im Gewebssaft erschöpfter Muskeln ein pH von 6,8 nach und auch Schade, Neukirch und Halpert(30) fanden ähnliche Werte (pH 6,69; 6,6). Derartige Azidtätsgrade sollen auch nach v. Gaza und Brandi schon eine Schmerzreizung der Hautnerven hervorrufen; auch im Nerven häuft sich während der Asphyxie Milchsäure an [Gerard und Meyerhof(112)]. Nach Holmes und Gerard(113) scheint der Nerv nicht die Fähigkeit zu besitzen, bei Erholung in Sauerstoff die Milchsäure wieder oxydativ zu beseitigen.

Ob der Säure-Wasserstoff die adäquate Reizsubstanz für die Endigungen der Schmerznerven darstellt, wird durch die aufgeführten Befunde nicht bewiesen. Gegen eine entscheidende Rolle der Gewebssäuerung spricht z. B., daß unsere Schmerzstoffe auch bei Injektion in alkalischer Phosphatpufferlösung praktisch gleichstark schmerzerregend sind. Wesentlich ist, daß Milchsäure durch Neutralisation jede sensible Reizwirkung verliert. Selbst isotonische Lösungen von Natrium-Laktat sind bei intrakutaner Injektion schmerzlos. Die gleiche Beobachtung machte Maison(114) bei intraarterieller Injektion. Nach

L e h m a n n (95) ist Natrium-Laktat (200 mg %) an isolierten Säugetiernerven auch ohne Einfluß auf die elektrische Tätigkeit.
Ganz anders als Natrium-Laktat verhalten sich die Natriumsalze
einiger organischer Säuren, deren Anhäufung gleichzeitig mit der
Milchsäure bei Asphyxie bzw. bei Oxydationshemmung durch Schmerzstoffe eintreten könnte. Bei ihnen muß nicht allein der Säurecharakter, sondern auch die spezifische Schmerzwirkung des Säure-Anions
berücksichtigt werden. In Tabelle 19 sind die noch schmerzwirksamen
Grenzkonzentrationen der Natriumsalze einiger dieser Säuren bei intrakutaner Injektion wiedergegeben. Die Isotonie war jeweils mit
NaCl hergestellt (pH-Wert ca. 7,2).

Tabelle 19

S c h m e r z e r r e g e n d e   G r e n z k o n z e n t r a t i o n e n   v o n
N a t r i u m s a l z e n   o r g a n i s c h e r   S ä u r e n
(Quaddelversuche von F l c c k e n s t e i n und M u s c h a w e c k)

Stoff	mol. Konzentra.ion	Schmerzwirkung
Milchsaures Natrium	isoton. Lösung	ohne
Aepfelsaures Natrium	isoton. Lösung	ohne
Fumarsaures Natrium	isoton. Lösung	ohne
α-Ketoglutarsaures Natrium	isoton. Lösung	gering
Bernseinsaures Natrium	$2{,}5 \cdot 10^{-2}$	Schmerz
Brenztraubensaures Natrium	$1{,}0 \cdot 10^{-3}$	Schmerz
Oxalessigsaures Natrium	$1{,}0 \cdot 10^{-3}$	Schmerz
Zitronensaures Natrium	$7{,}5 \cdot 10^{-4}$	Schmerz

Die Natriumsalze der Aepfelsäure, Fumarsäure, α-Ketoglutarsäure
sind also ähnlich wie Natriumlaktat ohne sensible Reizwirkung. Dagegen hat die intrakutane Injektion von Natriumpyruvat, Natrium-
zitrat und Natriumoxalazetat u. U. starke Schmerzeffekte; Natrium-
succinat ist schwächer. Der Säurecharakter bräuchte bei diesen Substanzen gar nicht ins Gewicht zu fallen. Der Schmerz setzt sofort mit
dem Beginn des Injizierens ein und hält nur in den höheren Konzentrationen auch nach Beendigung der Injektion noch an. Dagegen liegt
bei den atmungshemmenden Schmerzstoffen — besonders in höheren
Verdünnungen — zwischen der Injektion und dem Beginn der Schmerzempfindung, eine kleine Latenzzeit von einigen Sekunden. Dies spricht
für eine unmittelbare Reizwirkung der aufgeführten Säuren, während
bei den atmungshemmenden Schmerzstoffen sensibel reizende Intermediärprodukte dazwischen geschaltet sein könnten.

b) Histamin

Hautreizstoffe (Allylsenföl, Cantharidin, Tinct. Capsici, Croton-öl, Terpentinöl), nicht aber Milchsäure und Arsenik erhöhen nach Haas (115) den Histamingehalt der Haut. Ein verstärktes Auftreten von Histamin ist auch nach zahlreichen anderen Noxen anzunehmen. Dagegen wurde an der isoliert durchströmten Lunge des Meerschweinchens von Garan (116), nur eine geringe Histaminfreisetzung durch Allylsenföl, Chlorazeton, Akrolein und Chlorpikrin festgestellt. Es ist zu vermuten, daß unsere atmungshemmenden Schmerzstoffe die oxydative Zerstörung des Histamins durch die Diaminooxydase hemmen können, denn diese Reaktion stellt nach Zeller (117) keine Schwermetallkatalyse dar, sondern wird durch das gelbe Ferment — also durch Dehydrierung — vollzogen. Bei Injektion in hinreichender Dosis kann Histamin Schmerz erzeugen. Sehr fraglich erscheint jedoch, ob Histamin entsprechend den Annahmen von Lewis (22) sowie von Rosenthal und Minard (118), als der eigentliche neurochemische Ueberträgerstoff des Hautschmerzes zu gelten hat. Die Hemmung des Histaminabbaues geht der sensiblen Reizwirkung oxydationshemmender Gifte anscheinend nicht parallel; denn Stickstoffwasserstoffsäure ist z. B. ein hochaktiver atmungshemmender Schmerzstoff, ohne nach Zeller den Histaminabbau zu beeinflussen.

Charakteristisch für Histamin ist Jucken. Dieses wird nach v. Frey gewöhnlich als unterschmerzliche Empfindung gedeutet. Mit dieser Auffassung ist jedoch nicht in Einklang zu bringen, daß die Schmerzstoffe entweder Schmerz erzeugen oder unterhalb der schmerzerregenden Grenzkonzentrationen ganz ohne sensible Wirkung sind. Das Auftreten von Juckempfindungen konnte nur selten beobachtet werden und dann meist, wenn der Schmerz nach intrakutaner Injektion der Substanzen schon einige Minuten abgeklungen war. Ob Histamin bei der Schmerzauslösung als Intermediärsubstanz beteiligt ist, muß demnach noch weiter geklärt werden.

c) Kalium

Eine hohe Bedeutung für die schmerzhafte Reizung der sensiblen Nervenendigungen hat nach den Ergebnissen zahlreicher Autoren, wie bereits erwähnt, das Kalium. Es könnte nicht nur beim Entzündungsschmerz [Bommer (119), Rhode (120), Moore, Moore und Singleton (34)], sondern auch beim Ischämieschmerz oder beim Schmerz nach langdauernder Kontraktionsarbeit eine Rolle spielen [Harpuder und Stein (121)]. Kaliumionen werden bei jeder Muskelkontraktion in Freiheit gesetzt; mit ihrem verstärkten Auftreten im extrazellulären Raum muß auch bei jeder Verletzung oder sonstigen Zellschädigungen gerechnet werden. Nach Verzár (122) ist der

Glykogenaufbau gesetzmäßig mit einer intrazellulären Kaliumbindung und der Glykogenabbau mit einem Freiwerden verknüpft. Unabhängig davon beobachteten B r ò c k , D r u c k r e y u. H e r k e n (105) bei Glykogenzerfall gleichzeitig mit der Bildung von Säuren eine Auswanderung von Kalium in den extrazellulären Raum. Im geschädigten Speicheldrüsengewebe setzt diese* Kaliumabgabe stets mit der Säurebildung ein. A u c h   d i e   K a l i u m i o n e n   s t e h e n   d e m n a c h   i n   e n g e m Z u s a m m e n h a n g   m i t   d e n   P r o z e s s e n   d e s   G e w e b s t o f f - w e c h s e l s .

Als schmerzerregende Grenzkonzentration fanden wir bei intrakutaner Injektion in isotonischen NaCl-Lösungen und bei Anwesenheit von 20 m̊g % $CaCl_2$ ca. 120 mg % K +; fehlt Kalzium in der Injektionslösung, dann liegen die schmerzerregenden Schwellenkonzentrationen tiefer; in reiner 0,9 %-iger NaCl-Lösung war z. B. schon ein Zusatz von über 40 mg % Kalium als Chlorid schmerzhaft. Die Nervenendigungen müßten also in physiologischem, kalziumhaltigem Milieu mit relativ hohen K + -Konzentrationen in Berührung kommen, um schmerzhaft erregt zu werden. Es ist fraglich, ob diese Bedingung bei der Schmerzentstehung immer erfüllt ist. An isolierten Froschmuskeln in NaCl-Lösung und am Frosch-Durchströmungspräparat nach L ä w e n - T r e n d e l e n b u r g konnte z. B. von H a r d t (123) unter der Einwirkung schmerzerregender Konzentrationen von Akrolein und Allylsenföl kein deutlicher K +-Austritt erfaßt werden. Diese Befunde scheinen dafür zu sprechen, daß die K+ -Ionen wenigstens nicht den einzigen Faktor der Schmerzentstehung darstellen.

d) Die Kalzium-Entionisierung

Subkutane Injektion kalziumfällender Stoffe kann Schmerzen von äußerster Heftigkeit auslösen. Dies gilt nicht nur für das bereits erwähnte Natrium-Zitrat, sondern auch für das ähnlich stark wirksame Natrium-Oxalat und Natrium-Fluorid. Oxalessigsaures Natrium verhindert gleichfalls die Blutgerinnung, sodaß man auch den Reizeffekt dieser Substanz auf eine Ca^{++}-Entionisierung beziehen kann. Die hohe Reizwirkung des Zitrats, die zahlreiche andere Anionen bei weitem übertrifft, ist schon von M o o r e , M o o r e und S i n g l e t o n (34) beobachtet worden. Bei intrakutaner Injektion beträgt die noch schmerzerregende Grenzkonzentration in 0,9 %-iger NaCl-Lösung etwa 10—15 mg % Zitrat.

Die Frage, ob eine derartige Kalziumentionisierung bei der Uebererregbarkeit asphyktischer Nerven eine Bedeutung hat, ist zum ersten Mal von L e h m a n n (95) aufgeworfen worden. Dieser Autor fand, daß die bereits erwähnte Spontanerregung isolierter Säugetiernerven

während der ersten 6—8 Minuten nach Sauerstoffabschluß in allen
elektrischen Erscheinungen völlig dem Verhalten von Nerven in nor-
maler Sauerstoffatmosphäre bei Ca^{++}-Entzug entspricht. Zusatz von
Kalzium kann die Uebererregbarkeit asphyktischer Nerven wieder
senken. Nach der Auffassung von L e h m a n n deuten diese Phä-
nomene auf die Anhäufung irgendwelcher Ca^{++}-entionisierender Stoffe
im frühen Stadium der Asphyxie hin; L e h m a n n denkt dabei vor allem an Phosphat. T r i f f t d i e s e V o r s t e l l u n g z u , s o w ü r d e
d e r d u r c h u n g e n ü g e n d e O x y d a t i o n e n o d e r s o n s t i g e
S c h ä d i g u n g e n v e r u r s a c h t e S c h m e r z a l s e i n e A r t v o n
„T e t a n i e" d e r s e n s i b l e n N e r v e n e n d i g u n g a u f z u f a s s e n
s e i n , w o b e i d e r S c h ä d i g u n g s s t o f f w e c h s e l d e s G e w e -
b e s d u r c h B i l d u n g C a ++- e n t i o n i s i e r e n d e r S ä u r e n
e i n e e n t s c h e i d e n d e B e d e u t u n g h ä t t e . Es müßte in diesem
Zusammenhang geklärt werden, wie weit als Ca^{++}-fällende Faktoren
auch Produkte des Zitronensäurezyklus (Zitronensäure, Oxalessigsäure, cis-Akonitsäure) in Frage kommen könnten, deren weiterer Abbau im anoxämischen Zustand oder nach Vergiftung durch Schmerzstoffe gehemmt ist.

U e b e r b l i c k t m a n d i e s e E r g e b n i s s e , s o d ü r f t e v o n
d e n e i n z e l n e n h u m o r a l e n F a k t o r e n k e i n e r f ü r s i c h
a l l e i n a l s „c h e m i s c h e s Z w i s c h e n g l i e d" d e n A u s s c h l a g
g e b e n . Dagegen scheint sich als eine Grundbedingung für die
schmerzhafte Erregung der Nervenendigungen — auch bei Asphyxie
und toxischer Hemmung der Zelloxydationen — eine Verschiebung
des Kalzium/Kalium-Verhältnisses anzudeuten. Es ist überraschend,
daß sich diese fundamentale Gesetzmäßigkeit der Nerven- und Muskel-
erregung also letzten Endes auch an den Schmerznervenendigungen
wieder findet. Die Schmerzwirkung intrakutan injizierten Natrium-
zitrats und -oxalats wird durch gleichzeitige Zugabe nicht schmerz-
wirksamer KCl-Konzentrationen (30 mg % K +) deutlich gesteigert,
während umgekehrt Ca^{++}-Zusatz die Wirkung schmerzerregender
Kaliumsalzlösungen abschwächt. Bei Konzentrationen über 40 mg %
Ca^{++} als Chlorid tritt Lokalanästhesie ein [R h o d e (120)]. Die
gleiche Beobachtung wurde neuerdings von E i c h h o l t z und M u -
s c h a w e c k (124) . bei verschiedenen anderen Ca^{++}-Salzen gemacht,
sodaß hier zweifellos eine Gesetzmäßigkeit vorliegt.

Die Bedeutung der H +-Ionen als chemische Mittlersubstanz dürfte
demgegenüber etwas in den Hintergrund treten. Bei Abnahme des pH
wird die Erregbarkeit isolierter Nerven sogar deutlich herabgesetzt
[L e h m a n n (95)]. Auch K u g e l b e r g (98) fand, daß bei Hyperven-

tilation oder klinischer Tetanie — also im Zustand der Alkalose — die Spontantätigkeit asphyktischer Nerven am stärksten ist.

In engem Zusammenhang mit den für die schmerzhafte Erregung entscheidenden Mineralverschiebungen, steht die äußerst starke und u. U. stundenlang anhaltende Schmerzwirkung des Veratrins. Bei intrakutaner Injektion ist Veratrin noch in Konz. 1 : 400 000 schmerzerregend, ohne daß selbst in Konzentration 1 : 2000 eine Beeinflussung dehydrierender Prozesse oder eine Hemmung der Zellatmung erfaßbar wäre. Von B a c q und Mitarbeitern (125) wurde gefunden, daß die spezifische Wirkung des Veratrins darin besteht, erregbare Gebilde, z. B. die Muskelfasern, gegenüber dem Einfluß der K +-Ionen zu sensibilisieren. Nach B a c q gestattet das Veratrin fragliche Erscheinungen als K +-Wirkungen zu entlarven, ähnlich wie Eserin gestattet, Wirkungen des Azetylcholins aufzudecken. Die Schmerzwirkung des Veratrins könnte demnach zwanglos auf die Sensibilisierung der Nervenendigungen für K +-Ionen zurückgeführt werden. Der gleiche schwellen-senkende Einfluß des Veratrins für K +-Ionen wurde von J a r i s c h (126) und Mitarb. an den sensiblen Rezeptoren des B e z o l d-Reflexes in der Herzmuskulatur festgestellt. In gleicher Weise sensibilisiert Veratrin aber auch für Ca ++-fällende Substanzen, wie Natriumzitrat und Natriumoxalat. Für die Schmerznerven der Haut scheinen also im Prinzip dieselben Erregungsbedingungen zu gelten, wie sie von J a r i s c h auch für die sensiblen Rezeptoren im Herzen nachgewiesen wurden. Es darf bei der kritischen Besprechung dieser humoralen Faktoren allerdings nicht verschwiegen werden, daß manche Argumente, die für die Existenz schmerzvermittelnder körpereigener Intermediärprodukte, z. B. bei mechanischer Schmerzreizung angeführt werden, nicht sehr stichhaltig sind. v. F r e y und andere Autoren haben u. a. auf die längeren Latenzzeiten des Schmerzes im Vergleich zu anderen Sinnesempfindungen hingewiesen. Eine Erklärung hierfür ergibt sich heute teilweise schon aus der geringeren Leitungsgeschwindigkeit der schmerzvermittelnden C-Fasern (vergl. Kap. A I). Für die rasche, kurz anhaltende, stechende Schmerzempfindung nach kräftigen Schmerzreizen (Leitung in den schnellen B-Fasern), trifft diese längere Latenzzeit ohnehin nicht zu. Ein weit besseres Argument für die Schmerzentstehung durch Produkte des geschädigten Gewebes, liegt in der Dauer einer Schmerzempfindung: Ein kurzer Schmerzreiz kann protrahierte Schmerzzustände auslösen, die wohl nur so zu verstehen sind, daß sie durch pathologisch veränderte Stoffwechselabläufe des geschädigten Gewebes weiter unterhalten werden.

III. Elektrophysiologisches über Schmerzentstehung und Lokalanästhesie

a) Zusammenhänge zwischen Schmerzerregung und Membrandepolarisation

Die schmerzhafte Erregung der sensiblen Nervenendigungen läßt sich ohne besondere Schwierigkeit nach elektrophysiologischen Gesichtspunkten deuten. Praktisch alle schädigenden und deshalb schmerzerregenden Reize stimmen letzten Endes darin überein, daß sie am Ort der Einwirkung die Membranstruktur der ruhenden Nervenfasern stören und zur „Depolarisation", d. h. zu einem Verlust der bioelektrischen Potentiale führen können. Nach der Lehre der Elektrophysiologie ist in dieser Entladung, die stets von einer Auflockerung und Permeabilitätserhöhung der Membran begleitet ist, das Wesen der Erregung und die Ursache für das Auftreten fortgeleiteter Impulse zu sehen [vergl. H ö b e r (60), S c h a e f e r (15), E b b e c k e (127)]. Hält der lokale, depolarisierte Zustand der Nervenmembran länger an, dann kann es von hier aus zum „Abfeuern" ganzer Serien von unregelmäßigen Erregungssalven kommen. Dies trifft besonders für Fasern mit langsamer Akkommodation zu, die nur schwer wieder zum unerregten Ruhezustand zurückfinden. Es ist wesentlich, daß gerade die schmerzleitenden marklosen C-Fasern eine besonders geringe Akkommodation aufweisen, d. h. durch äußere Einflüsse besonders leicht depolarisiert und zu rhythmischer Spontantätigkeit gebracht werden. Auch die direkte elektrische Reizung von peripheren Nerven, die Schmerzfasern enthalten, führt immer zu Schmerzempfindung.

Die unspezifische Störung der im Ruhezustand gedichteten Membran unter Auflockerung und elektrischer Entladung ist der denkbar einfachste Einfluß, den mechanische, thermische, chemische und osmotische Reize verschiedenster Art auf die Endigungen der Schmerznerven haben können. Eine spezifische Entladung des Membranpotentials wird durch Kalium- und Rubidium-Ionen bewirkt [H ö b e r (60)]. Sie verursachen dementsprechend nach den Befunden von M o o r e , M o o r e und S i n g l e t o n (34) bei intraarterieller Injektion in geeigneter Menge heftige Schmerzen, während solche durch Lithium-, Natrium- und Caesiumsalze, denen ein depolarisierender Einfluß fehlt, nicht auslösbar sind. Bei Kalziumentzug oder Kalziumfällung bekommt der depolarisierende Einfluß der Kaliumionen das Uebergewicht. Schmerzerregend und gleichzeitig depolarisierend sind auch Veratrin, Säuren, Laugen und u. U. auch Narkotica. Es ist nicht leicht zu sagen, ob bei unspezifischen, strukturschädigenden Schmerzreizen die direkte Depolarisation der Nervenfasern entscheidend ist oder ob hier zwischen Schmerzreiz und Membrandepolarisation das „chemische Zwischenglied" im Sinne v. Frey's eingeschaltet ist. Vielleicht sind auch beide Möglichkeiten gegeben.

Die Beziehungen, welche zwischen den oxydativen Prozessen des Nerven und seinen Potential- und Permeabilitätsverhältnissen bestehen, haben in unserem Zusammenhang größte Bedeutung: Die Aufrechterhaltung der elektrischen Ruheladung, sowie die Regenerierung nach Erregung, ist nur bei einer ausreichenden Höhe der Oxydationen möglich; auch unter der Wirkung der Asphyxie sowie atmungshemmender Gifte tritt daher eine zunehmende Depolarisation ein. Eccles (128) weist darauf hin, daß alle bis jetzt untersuchten Gifte des Dehydrase-Cytochrom-Cytochromoxydase-Systems ebenso wie Asphyxie zur Depolarisation führen. Die rhythmische Spontantätigkeit asphyktischer Nerven, die im vorausgehenden erörtert worden ist, hat ihre Ursache offenbar darin, daß diese Depolarisation rasch „schwellenwertig" werden kann. Auch bei unseren hochaktiven oxydationshemmenden Schmerzgiften ist eine rasche Senkung der Membranpotentiale bis zur Schwelle für fortgeleitete Erregungsimpulse anzunehmen. Nach Granit und Mitarb. (129) ist auch die Erregung, die bei den verschiedensten Säugetiernerven durch Wärme oder Kühlung ausgelöst wird, auf eine Depolarisation infolge Hemmung des Stoffwechsels zu beziehen; bei Wärme werden anscheinend Enzyme inaktiviert, bei Kühlung wird der Stoffwechsel des Nerven insgesamt reduziert. Es wird angenommen, daß die größere Empfindlichkeit der afferenten Fasern durch ihre langsamere Akkommodation verursacht ist, die wiederum auf Unterschieden im Stoffwechsel beruhen dürfte [vergl. Bremer (130)].

Wenn die zunehmende Entladung einen kritischen Grad überschreitet, schlägt die Phase gesteigerter Erregbarkeit rasch in eine Blokkierung der Erregungsimpulse um. Nach 1—2-stündigem Sauerstoffentzug ist bei Nerven praktisch jede elektrische Tätigkeitsäußerung erloschen [Amberson, Parpart und Sanders (131)]. Nerven, die im Zustand der Asphyxie ihre Leitfähigkeit eingebüßt haben, zeigen jedoch nach Rückkehr in Sauerstoffatmosphäre eine auffallend rasche Erholung und gewinnen ihre Membranladung und damit die Erregbarkeit wieder. Von den depolarisierenden Giften der Zellatmung ist bisher von Schmitt und Mitarbeitern (132) besonders Kohlenoxyd hinsichtlich der Reversibilität studiert worden. Wird nach dem Vorbild von Warburg ein CO-vergifteter Nerv nach Verlust der Erregbarkeit belichtet, dann tritt im Anschluß an die Reaktivierung des eisenhaltigen Atmungsferments auch eine Regenerierung der Nervenfunktion ein. Die Atmungshemmung durch die von uns geprüften Schmerzstoffe ist praktisch irreversibel, sodaß auch die verlorene Leitfähigkeit des Nerven in giftfreier Ringer-Lösung nicht mehr wiederkehrt. Neue Untersuchungen von F l e c k e n s t e i n und J ä n n e r haben jedoch gezeigt, daß eine prompte Restitution der Nervenleitung eintreten kann, wenn die — durch die Giftwirkung depolarisierte — Membran durch anodische Polarisation wieder künstlich aufgeladen (repolarisiert) wird. Die Anode kann z. B. am N. ischiadicus des Frosches u. U. noch 1—2 Stunden nach Verlust der Leitfähigkeit (Monobromazeton bzw. Monochlormethylphenylketon 1 : 5000) restituierend wirken. In ähnlicher Weise wird auch die Erregbarkeit des asphyktischen Nerven nach den Befunden von T h ö r n e r (141) unter der Anode wiederhergestellt.

b) Zum Wirkungsmechanismus der Lokalanästhetika

Die elektrische Entladung der Membran, die als Grundphänomen an der erregten Nerven- und Muskelfaser gelten muß, ist nach der Lehre der Elektrophysiologie durch eine Permeabilitätserhöhung verursacht. Während die Membranen im Ruhezustand gedichtet sind und ein relativ hohes Potential aufweisen, tritt im Augenblick der Erregung eine erhöhte Ionendurchlässigkeit ein und die elektrischen Doppelschichten brechen zusammen. Läuft eine Erregung über die Faser ab, so erfolgt dies also in Form einer „Depolarisationswelle" unter gleichzeitiger reversibler Auflockerung der Membranstruktur. Der direkte Nachweis dieser Permeabilitätserhöhung ist nicht nur durch Messung des Membranwiderstandes erbracht, sondern beruht auch auf der Feststellung erhöhter K^+-Austritte und Na^+-Eintritte an erregten Fasern [vergl. F l e c k e n s t e i n (133)]. Am Muskel geht z. B. die Depolarisation durch sehr verschiedenartige Einflüsse (Chloroform, Tribromäthylalkohol, Coffein, Säure, Lauge, Wärme) mit der K^+-Abgabe in auffälliger Weise parallel [H a r d t und F l e c k e n s t e i n (134)]. Erregungshemmend sind dagegen alle Einflüsse, die die Grenzfläche dichten und dadurch gegenüber der Auflockerung und elektrischen Entladung stabilisieren. Eine derartige Wirkung können, wie bereits erwähnt, die Ca^{++}-Ionen ausüben, die bei subkutaner Injektion durch Aufhebung der Nervenerregbarkeit u. U. sogar Lokalanästhesie verursachen. Von H a r d t und F l e c k e n s t e i n wurde nun weiterhin der Nachweis erbracht, daß auch Lokalanästhetika, wie Novocain, Tutocain, Pantocain eine derart dichtende Wirkung auf die Ionenpermeabilität der Membranen haben und am Muskel gleichzeitig mit der Depolarisation die K^+-Abgabe hemmen. In Abb. 11 sind die K^+-Austritte bei Einwirkung von Tribromäthylalkohol (Avertin) und Coffein auf Froschmuskeln (M. gastrocnemius) mit und ohne Novocainvorbehandlung wiedergegeben.

Novocain (1 %) kann nach 1-stündiger Vorbehandlung die K+-Abgabe fast vollkommen unterdrücken. Auf solche gleichsinnigen Wirkungen von Kalzium-Ionen und lokalanästhetischen Stoffen, wie sie in diesen Versuchen hinsichtlich der Beeinflussung der Membranpermeabilität hervortreten, haben zuerst Eichholtz und Hoppe (135) aufmerksam gemacht. Diese Autoren fanden eine erhebliche Toxizitätssteigerung krampferzeugender Dosen von Cocain, Novocain, Tutocain, Pantocain nach Vorbehandlung mit Kalziumsalzen.

Mit der Stabilisierung der Grenzflächen unter Blockierung der K+-Abgabe vereiteln die Lokalanästhetika den Grundprozeß der Erregung und Erregungsleitung. Ihr Einfluß macht sich an den sensiblen, eher als an den motorischen Nervenfasern, und erst in höheren Konzentrationen auch an den Muskelfasern geltend [Boeminghaus und Kochmann (136)]. Die schmerzleitenden C-Fasern werden zuerst

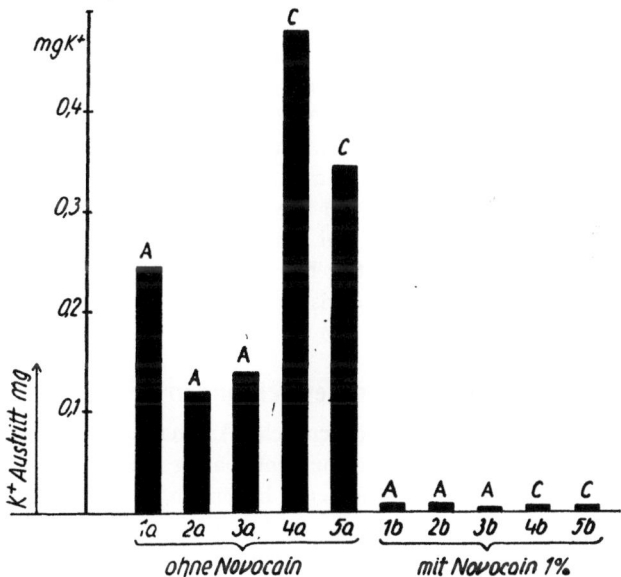

Abb. 11: Kaliumaustritte aus isolierten Froschmuskeln bei Einwirkung von Tribromäthylalkohol (Avertin) und Coffein mit und ohne Novocainvorbehandlung.
A = Avertineinwirkung (1/2 %); C = Coffeineinwirkung (1/2 %)
1b—5b linke M. gastrocnemii
1a—5a rechte M. gastrocnemii } von 5 Eskulenten

gelähmt [Wolf und Hardy (8)]. Die Elektrophysiologie kennt als Beispiel einer derartigen Erregbarkeitshemmung durch Stabilisierung und Verdichtung der Membran die reversible Blockierung der Nervenleitung, unter der Anode (Anodenblock). Die Lokalanästhetika vom Typ des Novocains unterbrechen die Fortleitung von Erregungsimpulsen nach dem Typ des Anelektrotonus durch Hemmung der elektrischen Entladung. Dagegen ist der Verlust der Nervenerregbarkeit bei fortgeschrittener Asphyxie oder nach anderen — zunächst schmerzerregenden — Einflüssen (Anaesthesia dolorosa) offenbar durch eine weitgehende Depolarisation bedingt und würde damit dem Typ der katelektrotonischen Erregbarkeitshemmung entsprechen. Auch die ·depolarisierenden Kaliumionen können nach R h o d e (120) zu einer derartigen Anaesthesia dolorosa führen.

Die Wirkung der Lokalanästhetika vom Typ des Novocains besteht aber nicht nur in einer Blockierung der sensiblen Rezeptoren, sie ist offenbar auch den schädigenden Einflüssen auf das Gewebe selbst entgegengerichtet. Nur so ist es zu erklären, daß Novocain ebenso wie Kalzium auch einen therapeutischen Einfluß auf das von Schmerzreizen betroffene Gebiet haben kann. So läßt sich z. B. die Bindehautentzündung des Kaninchenauges infolge Allylsenföleinwirkung sowohl durch Kalzium [F i n s t e r w a l d e r (137), C h i a r i und J a n u s c h k e (138)], als auch durch Novocain [H i r s c h f e l d e r (139)] verhüten. Dieser Einfluß hat Aehnlichkeit mit der bereits oben erwähnten „restitutiven" Wirkung der Anode, die bei einer ganzen Reihe von Schädlichkeiten [vergl. W o r o n z o w (140), T h ö r n e r (141)] anscheinend ebenfalls dadurch, daß sie der Depolarisation entgegenwirkt, therapeutische Effekte entfalten kann.

c) Schlußbetrachtungen

Es ist klar, daß eine rein biochemische Anschauungsweise noch kein volles Bild von den für die Schmerzentstehung wesentlichen Vorgängen geben könnte und daß daher eine Ergänzung durch die angeführten elektrophysiologischen Gesichtspunkte nötig ist. In dieser Verknüpfung der biochemischen und der bioelektrischen Ergebnisse liegen die Kernprobleme. Die Transformation der Stoffwechselstörungen in bioelektrische Potentialveränderungen, kann letzten Endes nur auf elektrophysiologischer Basis erklärt werden. Die oxydationshemmenden Schmerzstoffe müssen offenbar auch gewisse reizphysiologische Forderungen erfüllen. Hierzu scheint u. a. eine hohe Reaktionsgeschwindigkeit zu gehören; die Potentialveränderungen müssen wohl ohne längere Latenzzeit einsetzen und schnell ihr Maximum erreichen.

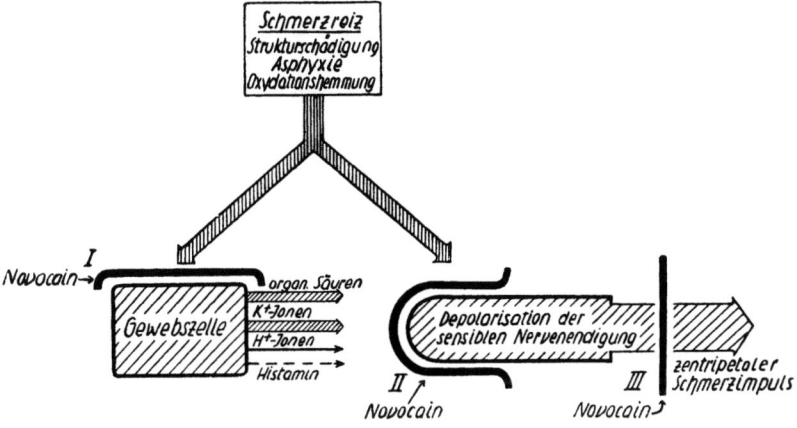

Abb 12: Schema der peripheren Schmerzentstehung und der Lokalanästhesie durch Novocain und ähnliche Stoffe.

Novocain I . = Gewebsschützende, entzündungshemmende Wirkung
Novocain II = Lokalanästhesie durch Verhinderung der Depolarisation der sensiblen Nervenendigung
Novocain III = Leitungsunterbrechung im sensiblen Nerven

In Abb. 12 sind die Mechanismen der peripheren Schmerzentstehung und der Lokalanästhesie — so, wie sie sich beim jetzigen Stand unserer Kenntnisse darstellen — in einem Schema zusammengefaßt. Dabei ist vor allem auch berücksichtigt, daß die schmerzvermittelnden Nervenfasern von schädigenden Einflüssen, z. B. Anoxie, auch direkt betroffen werden, wie die erwähnten Versuche an isolierten asphyktischen Nerven ergeben haben (vergl. Kap. C Ia). Die Annahme ist berechtigt, daß die schmerzvermittelnden Nervenfasern auch bei anderen schädlichen Reizen die gleichen oder ähnlichen Stoffwechselveränderungen erleiden, wie die Gewebszellen. Da die oxydationshemmenden Schmerzstoffe großenteils ausgesprochen lipoidlöslich sind, müßten auch noch besondere Affinitäten zu den Nervenelementen des Gewebes erwogen werden. Es wäre auch noch zu klären, ob die Freisetzung von schmerzwirksamen Intermediärprodukten aus den Gewebszellen als der Hauptweg bei der Schmerzentstehung anzusehen ist. Die Bedeutung solcher Stoffe kann vielleicht von Fall zu Fall wechseln.

Trotz dieser noch offenen Fragen ist der Grund-mechanismus der peripheren Schmerzauslösung kaum mehr zweifelhaft: Schmerzreize führen direkt oder indirekt durch Hemmung der Zelloxydationen oder durch Störung der Membranstruktur an den schmerzvermittelnden Nervenendigungen zu Depo-

larisation. Lokalanästhetica wirken dagegen dieser
Depolarisation — sowohl im Gewebe wie am sensiblen Nerven — entgegen und blockieren außerdem
noch durch Leitungsunterbrechung die zentripeta-
len Schmerzimpulse.

Die Depolarisation reicht allerdings noch nicht ganz zur Charakteri-
stik der schmerzhaften Erregung aus; denn letzten Endes ver-
dankt ja jeder zentripetale Impuls, — auch nicht schmerzhafter Natur — einer solchen Entladung seine Entstehung. Entscheidend für die
zur Schmerzempfindung führende Depolarisation ist wohl, daß sie
durch anormale und schädigende Reize erfolgt; diese Entladung kommt
u. U. unter Läsion peripherer Rezeptionsorgane und des Leitungs-
systems zustande. Während normalerweise dem Zentralnervensystem
modulierte Erregungswellen zugehen, die sich durch das Zusammen-
wirken sämtlicher peripherer Rezeptionsorgane gegenseitig zu einem
harmonischen Gesamtbild von der Außenwelt ergänzen, führt die
Depolarisation durch Schmerzreize vermutlich zu unmodulierten Erregungssalven, die vom normalen Typ abweichen und einen Mißton in
dieser Harmonie bedeuten. Schaefer neigt der Auffassung zu, daß
für den Schmerz ein besonderes „Erregungsmuster" entscheidend sein
könne. Dieses „Erregungsmuster" für Schmerz könnte vielleicht in
der Irregularität der Entladungen liegen. Die „Schmerzfasern" der
C-Gruppe werden vielleicht bevorzugt in dieser Weise erregt.

Es ist wesentlich, daß der Antagonismus zwischen schmerzerregenden und lokalanästhetischen Substanzen auch am Muskel wieder-
gefunden wird. . Eine eingehende Analyse der Wirkungen von oxydationshemmenden Schmerzstoffen und lokalanästhetischen Körpern auf
die Muskelpotentiale und die Muskelmotorik wird an anderer Stelle
gegeben (144). Der Antagonismus zwischen schmerzauslösenden und lokalanästhetischen Substanzen, der in der gegenteiligen Beeinflussung der
Membranpotentiale seine Erklärung findet, greift jedenfalls noch weit
über das Gebiet der Schmerzphysiologie hinaus und rührt an die
Grundprobleme der Erregung und der zellulären Energiefreisetzung.

D. Zusammenfassung

Die spezifische Hemmung des oxidativen Zellstoffwechsels — vor-
nehmlich in den wasserstoffaktivierenden Anteilen — ist die gemeinsame Eigenschaft zahlreicher hochgradig wirksamer Schmerzgifte. Die
Oxydationseinschränkung, die bisher nur als Ursache des Anoxämieschmerzes in seltenen Fällen eine Bedeutung zu haben schien, wird
durch diese Ergebnisse in den Mittelpunkt des Schmerzproblems
gestellt.

Eine elektiv hohe Toxizität für die oxydativen Stoffumsetzungen kommt besonders den Estern der Monohalogenessigsäuren, halogenhaltigen aliphatischen und aromatischen Ketonen, sowie einer Reihe weiterer halogenhaltiger Verbindungen zu. Diese schmerzerregenden Substanzen sind an Froschhaut etwa 10-mal wirksamer als Zyanid. Die atmungshemmenden Grenzkonzentrationen an Froschhaut stimmen mit den schmerzerregenden Grenzkonzentrationen bei intrakutaner Injektion beim Menschen überein. An Hefe führen die halogenhaltigen Ester und Ketone noch in millionenfacher Verdünnung zu starken Hemmungen des Sauerstoffverbrauchs, ohne die Gärung zu schädigen. Besonders auffallend ist dabei, daß die sensibel reizenden Ester der Monohalogenessigsäuren nicht mehr die spezifisch glykolysehemmende Wirkung der freien Säuren zeigen.

Reaktionskinetische Untersuchungen haben Hinweise auf enge örtliche Beziehungen zwischen den Strukturoberflächen der Zelle und den oxydativen Reaktionsorten ergeben, an denen der Angriff dieser Atmungsgifte erfolgt. Während Zyanid, Kohlenoxyd, Schwefelwasserstoff, Azid am eisenhaltigen W a r b u r g schen Atmungsferment (Cytochromoxydase, Indophenoloxydase) angreifen, hemmen die halogenhaltigen, schmerzerregenden Gifte die wasserstoffaktivierenden Teilprozesse. Im einzelnen wurde eine Blockierung der Bernsteinsäuredehydrase, Milchsäuredehydrase, Citricodehydrase, sowie eine Aufhebung des anaeroben Abbaues der Brenztraubensäure, α-Ketoglutarsäure und Oxalessigsäure gesichert. Als Ursache der Hemmungen ist eine chemische Umsetzung dieser Oxydationsgifte mit den hydrierten Stufen dieser Fermente unter Abspaltung von Halogenwasserstoff anzunehmen.

Halogenfreie spezifisch schmerzerregende Substanzen, wie Akrolein und Formaldehyd können sogar die Atmung von Froschhaut praktisch vollständig unterbinden, ohne die anaerobe Glykolyse zu hemmen. Sie stimmen in allen wesentlichen Angriffspunkten im oxydativen Stoffwechsel mit den halogenhaltigen Schmerzstoffen überein. Arsenhaltige Substanzen und Narkotika, die gleichfalls sensible Reizwirkungen besitzen, haben ganz ähnliche Effekte auf die wasserstoffaktivierenden Teilprozesse bei der Zelloxydation.

Der Schmerz hängt offenbar aufs engste mit der Hemmung der oxydativ-assimilatorischen und dem Ueberwiegen der dissimilatorisch-glykogenolytischen Prozesse im Gewebe zusammen. Dieses Hervortreten dissimilatorischer Zerfallsvorgänge ist praktisch durch jede Art von strukturstörender Zellschädigung auszulösen. Unspezifisch geschädigte, asphyktische oder durch Oxydationsgifte betroffene Gewebe stimmen hierin überein. Alle Eingriffe, die die dissimilatorischen Vorgänge im geschädigten Gewebe noch weiter steigern (Ischämie, Stauung, mechanische Beanspruchung, Wärme), verstärken die Schmer-

zen. Günstige Wirkungen sind von der Senkung des Sauerstoffbedürfnisses geschädigter Gewebe (Ruhigstellung, Kälte), sowie von der
Förderung der Durchblutung zu erwarten („Innere Sauerstoffersparnis" nach E i c h h o l t z).

Die Vorstellung liegt nahe, daß als schmerzauslösende Faktoren gewisse Stoffwechselprodukte anzusehen sind, zu deren Entfernung Sauerstoff benötigt wird. Mit dem Glykogenzerfall treten vermehrt schmerzwirksame Kaliumionen und organische Säuren in den extrazellulären Raum über. Milchsäure, Aepfelsäure, Fumarsäure und α-Ketoglutarsäure haben nach Neutralisation (als Na-Salze) keine Schmerzeffekte mehr. Dagegen reizen Natriumpyruvat, -Oxalazetat, -Zitrat bei intrakutaner Injektion noch in starker Verdünnung. Entscheidend für die Wirkung von Natriumzitrat und Oxalazetat (auch von Natriumfluorid und -Oxalat) ist die Entionisierung des Kalziums. Es wird erörtert, ob auch der durch ungenügende Oxydationen oder sonstige Schädigungen verursachte Schmerz mit der Bildung Ca $^{++}$-entionisierender Säuren in Zusammenhang stehen könnte. Manches deutet auf eine Verschiebung des Kalzium/Kaliumverhältnisses als Grundbedingung für die schmerzhafte Erregung der Nervenendigungen hin. Das äußerst schmerzwirksame Veratrin dürfte die Schmerzrezeptoren für diese Mineralverschiebungen sensibilisieren. Umgekehrt läßt sich durch Ca $^{++}$-Vermehrung leicht Lokalanästhesie erzeugen.

Praktisch alle schädigenden und deshalb schmerzerregenden Reize. stimmen letzten Endes darin überein, daß sie die Membranstruktur der ruhenden Nervenfasern stören und zur „Depolarisation", d. h. zu einem lokalen Verlust der bioelektrischen Potentiale, führen können. Dies trifft besonders für die Gifte der Zellatmung zu. Die depolarisierte Stelle kann zum Ausgangspunkt von Serien unregelmäßiger zentripetaler Erregungssalven in den schmerzvermittelnden Nerven werden. Auch bei Asphyxie gerät der isolierte sensible Nerv nach übereinstimmenden Angaben der Literatur u. U. rasch in Spontanerregung. Die Lokalanästhetika wirken der Membrandepolarisation entgegen und haben Ca $^{++}$-ähnliche Effekte.

Das Kernproblem der peripheren Schmerzauslösung liegt in den engen — teilweise noch ungeklärten — Beziehungen zwischen den biochemischen und bioelektrischen Tätigkeitsäußerungen der schmerzvermittelnden Nervenfasern.

Anhang

Im Nachfolgenden ist eine Anzahl Kurven und Tabellen wiedergegeben, aus denen die Wirkung der Schmerzstoffe auf den aeroben und anaeroben Stoffwechsel von Hefe und Froschhaut im einzelnen hervorgeht. Dadurch wird im Bedarfsfall eine genauere Information ermöglicht. Die Anhang-Abbildungen 1—10 für die Atmungs- und Glykolyse-Hemmung in Bäckerhefe-Suspensionen durch Monobrom- bzw. Monojodessigsäureäthylester sowie durch Monochlor-, Monobrom- und Monojodazeton zeigen den ganzen zeitlichen Ablauf der Vergiftung über 80—96 Stunden. In den Anhang-Tabellen I—VIII wird durch eine detaillierte Wiedergabe von Einzelmessungen die Wirkung von Monobromessigsäure, Monobromessigsäureäthylester, Monochlorazeton, Monochlormethylphenylketon, Benzylbromid, Xylylbromid, Zyanbenzylbromid und Akrolein auf Froschhaut in den verschiedenen Konzentrationen näher belegt. Die Kurven und Tabellen des Anhangs stellen — entsprechend den schon im Hauptteil gegebenen Hinweisen — eine weitere Ergänzung der dort aufgeführten Befunde dar.

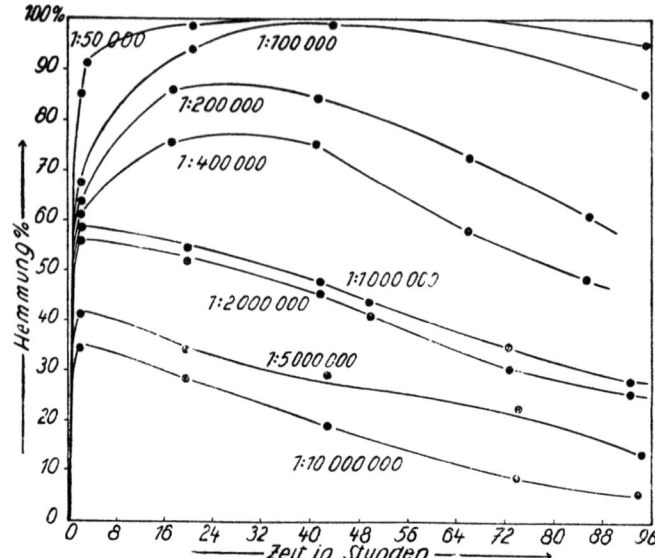

A hang·Abb 1 · Hemmung der Hefeatmung durch Monobromessigsäureathylester ın veıschie-
denen Konzentrationen.

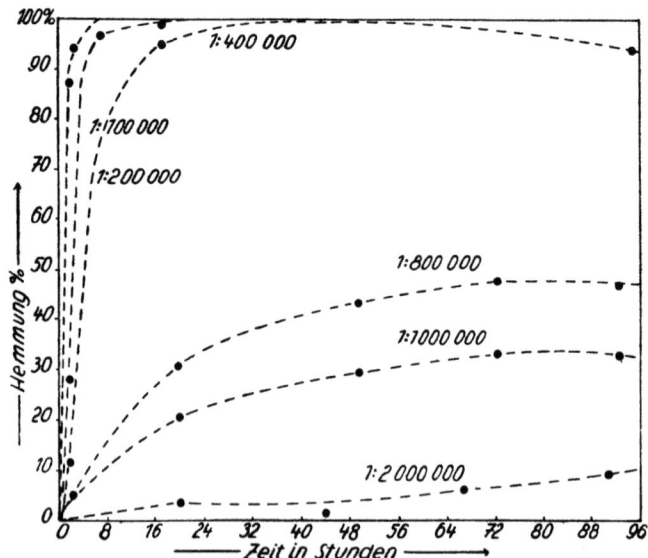

Anhang·Abb. 2: Hemmung dcr Hefegärung durch Monobromcssıgsaureäthylester ın verschiedenen Konzentrationen.

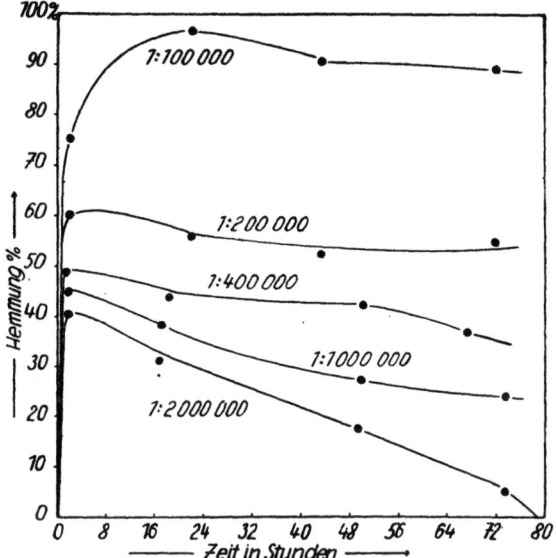

Anhang-Abb. 3: Hemmung der Hefeatmung durch Monojodessigsäureäthylester in verschiedenen Konzentrationen.

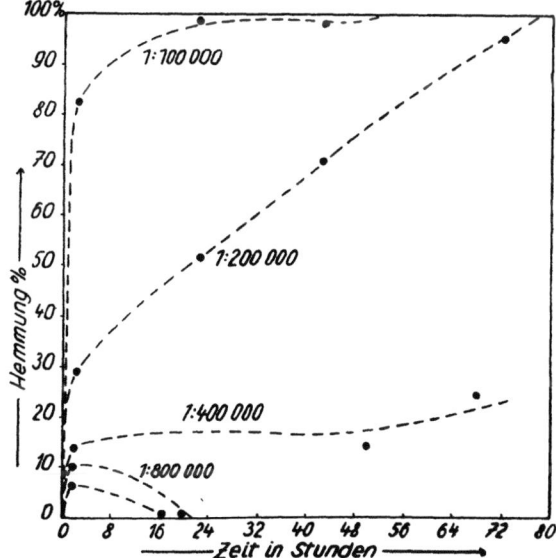

Anhang-Abb. 4: Hemmung der Hefegärung durch Monojodessigsäureäthylester in verschiedenen Konzentrationen.

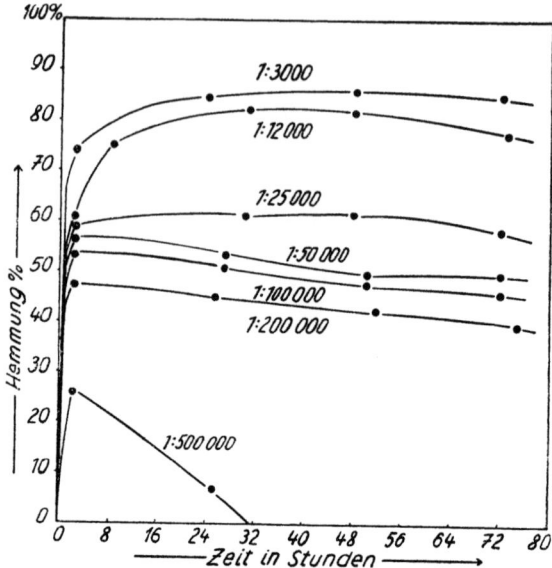

Anhang-Abb 5: Hemmung der Hefeatmung durch Monochlorazeton in verschiedener Konzentrationen

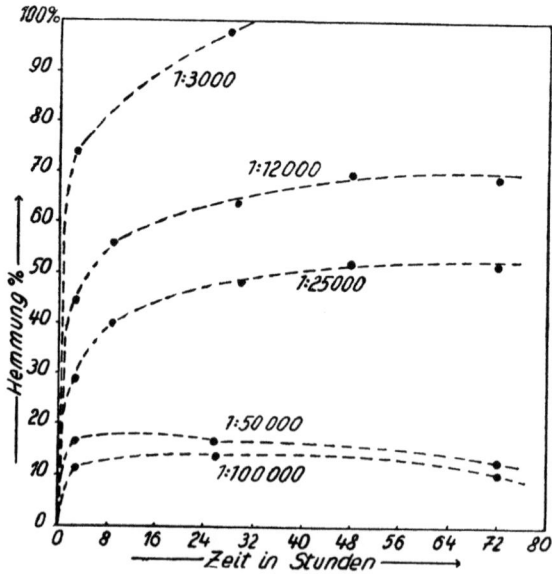

Anhang-Abb. 6· Hemmung der Hefegärung durch Monochlorazeton in verschiedenen Konzentrationen.

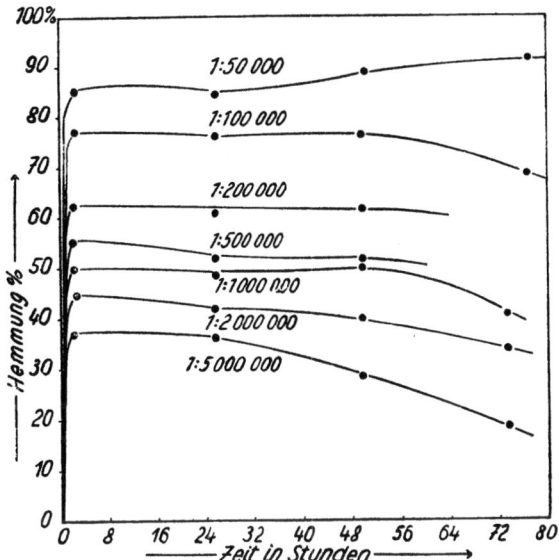

Anhang-Abb. 7: Hemmung der Hefeatmung durch Monobromazeton in verschiedenen
Konzentrationen.

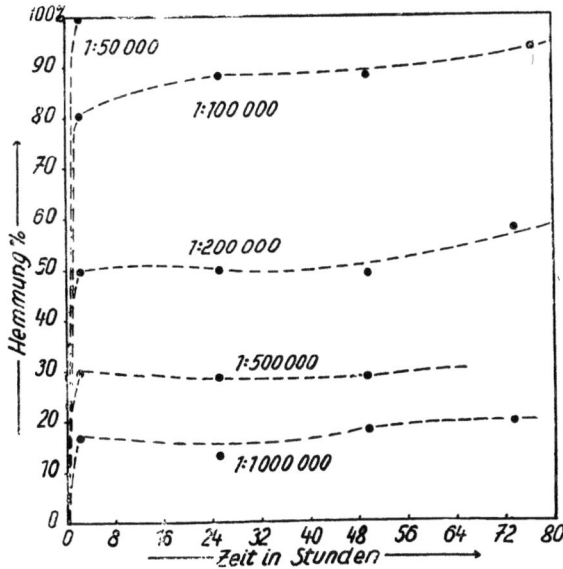

AnhangAbb. 8: Hemmung der Hefegärung durch Monobromazeton in verschiedenen
Konzentrationen ·

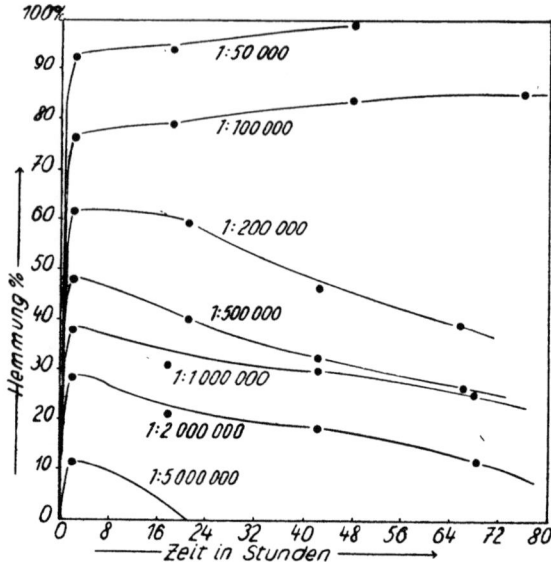

Anhang-Abb. 9· Hemmung der Hefeatmung durch Monojodazeton in verschiedenen Konzentrationen.

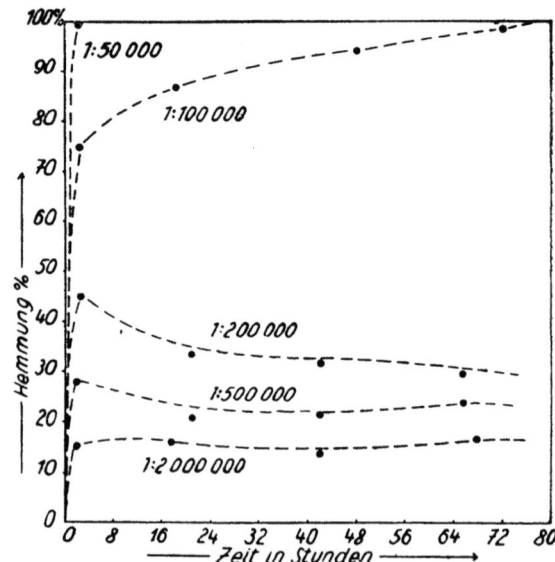

Anhang-Abb. 10: Hemmung der Hefegarung durch Monojodazeton in verschiedenen Konzentrationen.

Anhang-Tabelle I: **Bromessigsäure**

Wirkung auf Atmung und anaerobe Glykolyse von Froschhaut

Nr.	Konzentration	Einwirkungsdauer	Atmung O₂-Verbr. v. 100 mg Trockengew./Std.			Glykolyse CO₂-Austr. v. 100 mg Trockengew./Std.		
			Kontrolle cmm	Nach Vergiftung cmm	Hemmung %	Kontrolle cmm	Nach Vergiftung cmm	Hemmung %
1	1 : 25 000	2 Std.	264	178	32,5 %	135,0	66,2	51,0 %
2	1 : 25 000	2 Std.	246	157	35,2 %	143,0	61,6	57,0 %
3	1 : 25 000	2 Std.	165,0	125,5	24,0 %	97,5	58,2	40,4 %
4	1 : 25 000	2 Std.	244	141	42,2 %	133,2	51,3	61,5 %
5	1 : 25 000	2 Std.	175,0	111,4	35,3 %	112,7	44,0	61,0 %
6	1 : 25 000	2 Std.	208,2	143,5	31,0 %	93,0	52,7	43,3 %
7	1 : 25 000	2½ Std.	208,5	136,5	34,8 %	156,5	44,6	71,5 %
8	1 : 25 000	2½ Std.	286,0	171,5	40,0 %	150,8	52,8	65,0 %
9	1 : 25 000	2½ Std.	309,0	201,5	34,8 %	120,2	55,5	53,8 %
10	1 : 25 000	2½ Std.	318	193	39,3 %	140,5	53,0	62,3 %
				Mittel:	35,1 %		Mittel:	56,7 %
11	1 : 50 000	3 Std.	204,5	163,0	17,8 %	126,3	45,7	60,3 %
12	1 : 50 000	3 Std.	216,0	169,3	21,6 %	160,6	89,5	44,3 %
13	1 : 50 000	3 Std.	207,0	170,5	17,6 %	115,2	74,2	35,6 %
14	1 : 50 000	3½ Std.	156,8	119,2	23,8 %	147,2	84,4	42,7 %
15	1 : 50 000	3½ Std.	187,6	142,0	24,2 %	129,2	73,6	43,0 %
				Mittel:	21 %		Mittel:	45,2 %

Anhang-Tabelle II: **Bromessigsäureäthylester**

Wirkung auf Atmung und anaerobe Glykolyse von Froschhaut

Nr.	Konzentration	Einwirkungsdauer	Atmung O_2-Verbr. v. 100 mg Trockengew./Std.			Glykolyse CO_2-Austr. v. 100 mg Trockengew./Std.		
			Kontrolle cmm	Nach Vergiftung cmm	Hemmung %	Kontrolle cmm	Nach Vergiftung cmm	Hemmung %
1	1 : 50 000	1 Std.	209,5	105,3	49,7 %	112,8	63,2	44,0 %
2	1 : 50 000	1 Std.	242,0	100,5	58,5 %	125,6	59,0	53,1 %
3	1 : 50 000	1 Std.	210	104	50,5 %	122,8	43,0	65,0 %
4	1 : 50 000	1 Std.	249,5	128,6	48,0 %	188,0	73,3	60,5 %
5	1 : 50 000	2 Std.	195,5	78,8	59,7 %	140,2	57,5	59,0 %
6	1 : 50 000	2 Std.	214	85	60,3 %	177,0	79,2	55,4 %
7	1 : 50 000	2½ Std.	225,5	110,5	51,0 %	123,0	48,8	60,3 %
8	1 : 50 000	3 Std.	184,0	66,5	63,8 %	105	45	57,2 %
9	1 : 50 000	3 Std.	227,0	109,5	51,8 %	98,0	39,6	59,5 %
				Mittel:	54,9 %		Mittel:	57,1 %
10	1 : 100 000	3 Std.	145,5	76,5	47,5 %	97,0	56,5	41,8 %
11	1 : 100 000	4 Std.	179,0	82,7	53,8 %	164,0	55,5	66,2 %
12	1 : 200 000	4 Std.	250,8	209,0	16,6 %	98,5	79,5	19,2 %
13	1 : 200 000	4½ Std.	208	126,8	39,0 %	126,5	85,0	32,5 %
14	1 : 200 000	5½ Std.	267	161	39,8 %	179,5	80,0	55,5 %
15	1 : 200 000	5½ Std.	227,5	145,5	36,0 %	127,3	40,2	68,4 %
16	1 : 400 000	4 Std.	261	199	23,7 %	140	125	10,5 %
17	1 : 400 000	16 Std.	253	237	6,3 %	101,7	61,2	39,8 %
18	1 : 400 000	16 Std.	266	222	16,5 %	196,0	122,2	37,6 %

Versuch Nr. 13—18: In den Atemtrögen gifthaltige Ringerlösung, ebenso bei der Glykolysebestimmung.

Anhang-Tabelle III: **Monochlorazeton**

Wirkung auf Atmung und anaerobe Glykolyse von Froschhaut

Nr.	Konzentration	Einwirkungsdauer	Atmung O_2-Verbr. v. 100 μg Trockengew./Std.			Glykolyse CO_2-Austr. v. 100 mg Trockengew./Std.		
			Kontrolle cmm	Nach Vergiftung cmm	Hemmung %	Kontrolle cmm	Nach Vergiftung cmm	Hemmung %
1	1:12 000	3½ Std.	287	91	68,3 %	108,5	79,2	27,0 %
2	1:12 000	3½ Std.	326,0	81,5	75,0 %	119,5	59,7	50,0 %
3	1:12 000	2½ Std.	311,0	145,5	53,4 %	121,5	75,6	37,8 %
4	1:12 000	2½ Std.	263,5	108,3	58,8 %	126,8	82,4	35,0 %
5	1:12 000	2 Std.	265	144	45,7 %	93,0	75,0	19,3 %
6	1:12 000	2 Std.	241	102	57,7 %	87	74	15,0 %
				Mittel:	59,7 %		Mittel:	30,7 %
7	1:25 000	4 Std.	298	144	51,6 %	122,0	102,5	14,3 %
8	1:25 000	4 Std.	242,0	119,3	50,7 %	93,3	61,2	35,2 %
9	1:25 000	4 Std.	289,0	117,7	59,3 %	112,0	105,8	5,5 %
10	1:25 000	2½ Std.	233,5	143,0	38,7 %	135,5	146,5	Steigerung
11	1:25 000	2½ Std.	272	162	40,5 %	82,0	97,2	Steigerung
				Mittel:	48,2 %		Mittel:	11 %
12	1:50 000	3½ Std.	228	122	46,5 %	104,0	93,1	10,5 %
13	1:50 000	3½ Std.	206,5	94,0	54,5 %	114,0	110,2	—
14	1:50 000	4½ Std.	169,3	89,8	47,0 %	107,8	117,0	Steigerung
15	1:50 000	4½ Std.	238	147	38,2 %	165	170	Steigerung
				Mittel:	46,5 %		Mittel:	—

Anhang-Tabelle IV: **Chlormethylphenylketon**

Wirkung auf Atmung und anaerobe Glykolyse von Froschhaut

Nr.	Konzentration	Einwirkungsdauer	Atmung O_2-Verbr. v. 100 mg Trockengew./Std. Kontrolle cmm	Nach Vergiftung cmm	Hemmung %	Glykolyse CO_2-Austr. v. 100 mg Trockengew./Std. Kontrolle cmm	Nach Vergiftung cmm	Hemmung %
1	1 : 12 000	3 Std.	197	19	90,4 %	105	71	32,5 %
2	1 : 12 000	3 Std.	150	42	72,0 %	70,5	55,7	21,0 %
3	1 : 12 000	2 Std.	154,0	27,8	82,0 %	77	41	46,8 %
4	1 : 12 000	2 Std.	171,5	19,5	88,6 %	80	43	46,3 %
					Mittel: 83,2 %			Mittel: 36,6 %
5	1 : 25 000	3 Std.	162	26	84,0 %	95,5	71,5	25,0 %
6	1 : 25 000	3 Std.	176	55	68,8 %	72,3	65,0	8,7 %
7	1 : 25 000	3 Std.	162,6	27,7	83,0 %	151,0	101,5	32,7 %
8	1 : 25 000	3 Std.	145,0	24,1	83,2 %	162	85	47,5 %
9	1 : 25 000	2 Std.	189,6	33,6	79,6 %	146,0	104,2	28,5 %
10	1 : 25 000	2 Std.	190,0	27,5	85,5 %	164	85	48,2 %
					Mittel: 80,7 %			Mittel: 31,8 %
11	1 : 50 000	2½ Std.	167,5	74,2	55,8 %	93,8	94,0	—
12	1 : 50 000	2½ Std.	152,0	57,6	62,0 %	138,0	103,5	25,0 %
13	1 : 50 000	2 Std.	192,5	103,5	46,2 %	116,3	110,3	—
14	1 : 50 000	2 Std.	187	131	30,0 %	113,6	110,0	—
					Mittel: 48,5 %			Mittel: 25,0 %
15	1 : 100 000	3½ Std.	169,2	132	22,0 %	130,5	131,0	—
16	1 : 100 000	3½ Std.	172,5	137,0	20,6 %	145,0	136,2	—
17	1 : 100 000	3 Std.	165,5	129,5	21,7 %	117,5	130,0	Steigerung
18	1 : 100 000	3 Std.	176,0	125,2	29,0 %	134,4	149,0	Steigerung
					Mittel: 23,3 %			Mittel: —

Anhang-Tabelle V: Benzylbromid

Wirkung auf Atmung und anaerobe Glykolyse von Froschhaut

Nr.	Konzentration	Einwirkungsdauer	Atmung O_2-Verbr. v. 100 mg Trockengew./Std.			Glykolyse CO_2-Austr. v. 100 mg Trockengew./Std.		
			Kontrolle cmm	Nach Vergiftung cmm	Hemmung %	Kontrolle cmm	Nach Vergiftung cmm	Hemmung %
1	1 : 25 000	3 Std.	163,2	63,2	61,3 %	76,0	68,8	9,4 %
2	1 : 25 000	3 Std.	190,5	90,8	52,4 %	69,5	66,8	3,8 %
3	1 : 25 000	4 Std.	168,5	83,5	50,5 %	133,5	79,5	40,5 %
4	1 : 25 000	4 Std.	159,5	68,6	57,0 %	88,5	57,1	35,5 %
				Mittel:	55,3 %		Mittel:	22,3 %
5	1 : 50 000	4 Std.	205,2	115,3	43,0 %	112,3	117,0	—
6	1 : 50 000	4 Std.	148,7	65,4	56,0 %	97,0	77,6	20,0 %
7	1 : 50 000	3$^1/_4$ Std.	175,5	103,5	41,0 %	103,4	105,8	—
8	1 : 50 000	3$^1/_4$ Std.	162,8	97,7	40,0 %	109,0	111,5	—
				Mittel:	45,2 %		Mittel:	
9	1 : 100 000	4 Std.	158,0	89,5	43,4 %	108,5	90,0	17,5 %
10	1 : 100 000	4 Std.	199,5	144,2	27,7 %	126,6	114,4	—
11	1 : 100 000	3 Std.	163,3	147,0	10,0 %	87,3	86,7	—
12	1 : 100 000	3 Std.	174,2	138,5	20,5 %	105,6	119,0	Steigerung
				Mittel:	25,4 %		Mittel:	

Anhang-Tabelle VI: **Xylylbromid**

Wirkung auf Atmung und anaerobe Glykolyse von Froschhaut

Nr.	Konzentration	Einwirkungsdauer	Atmung O₂-Verbr. v. 100 mg Trockengew./Std.			Glykolyse CO₂-Austr. v. 100 mg Trockengew./Std.		
			Kontrolle cmm	Nach Vergiftung cmm	Hemmung %	Kontrolle cmm	Nach Vergiftung cmm	Hemmung %
1	1 : 25 000	3 Std.	356,0	72,5	79,6 %	130,0	103,3	20,5 %
2	1 : 25 000	3 Std.	196,6	63,5	67,7 %	134	164	Steigerung
3	1 : 25 000	3 Std.	282,0	90,7	67,8 %	99,5	68,0	31,7 %
4	1 : 25 000	4 Std.	234,0	49,5	78,8 %	146,4	149,0	—
5	1 : 25 000	4 Std.	244,0	47,3	80,6 %	77,1	71,8	—
				Mittel:	74,9 %		Mittel:	—
6	1 : 50 000	2½ Std.	155,4	84,2	45,8 %	112,0	127,3	Steigerung
7	1 : 50 000	2½ Std.	143,4	75,0	47,8 %	136,8	110,2	19,3 %
8	1 : 50 000	4 Std.	199,5	57,2	71,3 %	105,8	106,3	—
9	1 : 50 000	4 Std.	154,0	101,5	34,0 %	120,4	121,2	—
10	1 : 50 000	4 Std.	152,5	104,0	31,8 %	163	173	—
				Mittel:	46,1 %		Mittel:	—
11	1 : 100 000	2½ Std.	201,5	161,0	20,0 %	145,5	144,3	—
12	1 : 100 000	2½ Std.	213,0	171,3	19,5 %	139,5	129,6	—

Anhang-Tabelle VII: Zyanbenzylbromid

Wirkung auf Atmung und anaerobe Glykolyse von Froschhaut

Nr.	Konzentration	Einwirkungsdauer	Atmung O_2-Verbr. v. 100 mg Trockengew./Std. Kontrolle cmm	Nach Vergiftung cmm	Hemmung %	Glykolyse CO_2-Austr. v. 100 mg Trockengew./Std. Kontrolle cmm	Nach Vergiftung cmm	Hemmung %
1	1 : 25 000	2 Std.	166,3	51,7	68,9 %	110,0	42,4	61,4 %
2	1 : 25 000	2½ Std.	150,5	24,9	83,5 %	96,0	48,8	49,2 %
3	1 : 25 000	2½ Std.	184,0	50,2	72,7 %	129,5	53,5	58,7 %
4	1 : 25 000	1¾ Std.	191,8	83,0	56,8 %	105,7	74,0	30,0 %
5	1 : 25 000	1¾ Std.	136,0	48,6	64,3 %	124	45	63,7 %
				Mittel:	69,2 %		Mittel:	52,6 %
6	1 : 50 000	2 Std.	190,7	97,0	49,2 %	117,5	116,2	—
7	1 : 50 000	2 Std.	137,0	56,2	59,0 %	90	111	Steigerung
8	1 : 50 000	2 Std.	137,0	43,2	68,5 %	129,5	110,2	15,0 %
9	1 : 50 000	3 Std.	135,5	61,0	55,0 %	130,0	90,5	30,5 %
				Mittel:	57,9 %		Mittel:	11 %
10	1 : 100 000	4 Std.	178,4	113,7	35,3 %	170,5	163,5	—
11	1 : 100 000	4 Std.	180,3	106,8	40,8 %	117,5	120,8	—
12	1 : 100 000	3 Std.	150,0	90,0	40,0 %	98,5	79,0	19,8 %
				Mittel:	39,0 %		Mittel:	—

Tabelle VIII: **Akrolein**

Wirkung auf Atmung und anaerobe Glykolyse von Froschhaut

Nr.	Konzentration	Einwirkungsdauer	Atmung O₂-Verbr. v. 100 mg Trockengew./Std.			Glykolyse CO₂-Austr. v. 100 mg Trockengew./Std.		
			Kontrolle cmm	Nach Vergiftung cmm	Hemmung %	Kontrolle cmm	Nach Vergiftung cmm	Hemmung %
1	1 : 25 000	3¾ Std.	160	4	97,5 %	151,5	154,3	—
2	1 : 25 000	3¾ Std	141,0	16,5	88,5 %	101,5	104,0	—
3	1 : 25 000	2½ Std.	148	19	87,2 %	135,5	114,2	15,7 %
4	1 : 25 000	2½ Std.	199,5	20,6	89,7 %	146	204	Steigerung
					Mittel: 90,7 %			Mittel: —
5	1 : 50 000	3¾ Std.	179,5	48,3	73,1 %	105,5	96,5	8,8 %
6	1 : 50 000	3¾ Std.	180,0	40,6	77,4 %	107,0	161,5	Steigerung
7	1 : 50 000	3¼ Std.	235,0	98,7	58,0 %	116,0	131,8	Steigerung
8	1 : 50 000	3¼ Std.	211,0	82,3	61,0 %	149,5	177,0	Steigerung
					Mittel: 67,4 %			Mittel: —
9	1 : 100 000	2¾ Std	205,0	78,6	61,8 %	110,0	140,6	Steigerung
10	1 : 100 000	2¾ Std.	153,5	51,2	67,3 %	112,6	137,6	Steigerung
11	1 : 200 000	3½ Std.	246,0	145,7	40,8 %	190,5	170,3	10,5 %
12	1 : 200 000	3½ Std.	146,5	76,7	47,7 %	117,0	142,3	Steigerung

Literatur-Verzeichnis

1) H. Rein, Schmerz, Narkose, Anästhesie. **12,** 129 (1939).
2) H. G. Wolff u. St. Wolf, Pain, (Springfield, Illinois USA 1948).
3) H. H. Woollard, Brit. Med. J. **2,** 861 (1936); J. Anat. **71,** 54 (1936).
4) H. H. Woollard, G. Weddell, J. A. Harpman, J. Anat. **74,** 413, 440 (1940).
5) J. Erlanger u. H. S. Gasser, Electrical Signs of Nervous Activity. (Philadelphia 1937.)
6) H. Grundfest, Ann. Rev. Physiol. **2,** 213 (1940).
7) D. Clark, J. Hughes u. H. S. Gasser, Am. J. Physiol. **114,** 69 (1935).
8) St. Wolf u. J. D. Hardy, J. Clin. Invest. **20,** 521 (1941).
9) E. D. Adrian, The Mechanism of Nervous Action. (Philadelphia 1932.)
10) Y. Zotterman, J. of Physiol. **95,** 1 (1939); Ann. Rev. Physiol. (Stanford Univ.) **3,** 475 (1941).
11) H. S. Gasser, Proc. A. Research Nerv. a. Ment. Dis. **23,** 44 (1943).
12) M. v. Frey, Die Gefühle und ihr Verhältnis zu den Empfindungen. (Leipzig 1894); Z. Biol. **63,** 362 (1913); **64,** 192 (1914); **76,** 1 (1922).
13) A. Goldscheider, Ueber den Schmerz (Berlin 1894); Das Schmerzproblem (Berlin 1920); Handbuch norm. u. path. Physiologie Bd. **XI,** 181 (Berlin 1926).
14) O. Foerster, Die Leitungsbahnen des Schmerzgefühls und die chirurgische Behandlung der Schmerzzustände. Sonderband zu Brun's Beiträgen z. klin. Chirurgie (Berlin—Wien 1927).
15) H. Schaefer, Elektrophysiologie I. u. II. (Wien 1940 bezw. 1942).
16) R. Lériche, Presse méd. **1931** I, 1.
17) Ch. Richet, Recherches expér. et clin. sur la sensibilité (Paris 1877).
18) M. Blix, Z. Biol. **21,** 145 (1885).
19) A. Strümpell, Pflügers Arch. **201,** 305 (1923).
20) W. Koll u. H. Reffert, Arch. exper. Path. **190,** 687 (1938).
21) J. D. Hardy, H. G. Wolff u. H. Goodell, J. Clin. Invest. **19,** 649 (1940).
22) Th. Lewis u. W. Heß; Heart **1,** 39 (1933).
23) G. A. Schuhmacher, Proc. A. Research Nerv. a. Mental Dis. **23,** 166 (1943).
24) Ch. M. Jones, Digestive Tract Pain. Diagnosis a. Treatment. Experimental Observations (New-York 1938).
25) St. Wolf u. H. G. Wolff, Proc. A. Research Nerv. a. Mental Dis. **23,** 289 (1943).

26) A. M. McLellan u. H. Goodell, Proc. A. Research Nerv. a. Mental Dis. 23, 252 (1943).

27) W. Eichler, Z. Sinnesphysiol. 60, 325 (1930).

28) P. Grützner, Pflügers Arch. 58, 69 (1894).

29) W. v. Gaza u. B. Brandi, Klin. Wschr. 5, 1123 (1926).

30) H. Schade, P. Neukirch u. A. Halpert, Z. exper. Med. 24, 11 (1921).

31) W. v. Gaza u. B. Brandi, Klin. Wschr. 6, 11 (1927).

32) W. L. Palmer, Verhandl. Internat. Physiol. Kongr. 12, 124 (1926).

33) R. M. Moore, Am. J. Physiol. 110, 191 (1934).

34) R. M. Moore, R. E. Moore u. A. O. Singleton jr., Am. J. Physiol. 107, 594 (1934).

35) A: Goldscheider u. H. Hahn, Pflügers Arch. 206, 308 (1924).

36) A. Goldscheider u. G. Joachimoglu, Pflügers Arch. 206, 325 (1924).

37) A. Rollett, Pflügers Arch. 74, 383 (1899).

38) F. Flury u. F. Zernik, Schädliche Gase (Berlin 1931).

39) W. Heubner, Arch. exper. Path. 107, 129 (1925).

40) Z. M. Bacq, Enzymologia 10, 48 (1941).
Z. M. Bacq u. M. Goffart, Soc. biol. 133, 696 (1940).
Z. M. Bacq, M. Goffart u. P. Angenot, Bull. Acad. roy. Méd. Belg. 1940, 225.

41) A. Fleckenstein, Arch. exper. Path. 203, 151 (1944).

42) E. Lundsgaard, Biochem. Z. 217, 162 (1930); 220, 1, 8 (1930); 250, 61 (1932).

43) K. Meyer, Biochem. Z. 256, 105 (1932); Klin. Wschr. 12, 265 (1933).

44) O. Meyerhof u. E. Boyland, Biochem. Z. 237, 406 (1931).

45) H. A. Krebs, Biochem. Z. 234, 278 (1931); Handb. d. Biochemie Erg. Werk Bd. I, 863 (Jena 1933).

46) H. Druckrey u. W. Loch, Arch. exper. Path. 202, 236 (1943).

47) R. Nilsson, K. Zeile u. H. v. Euler, Z. physiol. Chem. 194, 53 (1931).

48) A. J. Kluyver u. J. C. Hoogerheide, Proc. roy. Acad. (Amsterdam), 36, 596 (1933).

49) E. Ehrenfest, J. biol. Chem. 97, 76 (1932).

50) R. Boysen-Jensen, Biochem. Z. 236, 211 (1931).

51) A. Fleckenstein, Arch. exper. Path. 205, 21 (1948).

52) E. Simon, Biochem. Z. 253, 218 (1932).

53) R. Meier, Arch. exper. Path. 122, 129 (1927).

54) E. L. Massart u. G. Peeters, Arch. biol. Belg. 1, 42 (1941).

55) H. Fühner, Biochem. Z. 120, 157 (1921).

56) G. Joachimoglu, Biochem. Z. 120, 203 (1921).

57) H. Plagge, Biochem. Z. 118, 129 (1921).

58) O. Warburg, Biochem. Z. 119, 134 (1921).

59) E. Negelein, Biochem. Z. 165, 203 (1925).

60) R. Höber, Physik, Chemie der Zelle u. der Gewebe (Leipzig 1926).
61) O. Warburg, Pflügers Arch. 155, 547 (1914); Erg. Physiol. 14, 253 (1914); Biochem. Z. 119, 134 (1921); Biochem. Z. 136, 266 (1923). O. Warburg u. E. Negelein, Biochem. Z. 113, 257 (1921). O. Warburg u. W. Brefeld, Biochem. Z. 145, 461 (1924).
62) O. Warburg, Z. physiol. Chem. 76, 331 (1912).
63) A. J. Clark, Handb. exper. Pharmakolog. 4. Erg. Band S. 31/32 bzw. 98/99 (Berlin 1937).
64) M. v. Frey u. W. Webels, Z. Biol. 74, 173 (1922).
65) M. v. Frey u. H. Strughold, Z. Biol. 84, 321 (1926).
66) S. Tower, Proc. Soc. exper. Biol. a. Med. 32, 590 (1935).
67) F. Kant u. H. Hahn, Klin. Wschr. 3, 112 (1924).
68) F. U. Saffiotti, Zit. n. Ber. ges. Physiol. 36, 674 (1926).
69) H. Schriever u. H. Strughold, Z. Biol. 84, 193 (1926).
70) R. Muschaweck u. A. Fleckenstein, unveröffentlicht.
71) D. Keilin, Proc. Roy. Soc. (B), 104, 206 (1929); Erg. Enzymforsch. 2, 239 (Leipzig 1933).
72) P. Ehrlich, Das Sauerstoffbedürfnis des Organismus (Berlin 1885).
73) F. Battelli u. L. Stern, Biochem. Z. 46, 317, 342 (1912); 67, 443 (1914).
74) A. Szent-Györgyi, Biochem. Z. 150, 195 (1924).
75) J. Banga, L. Schneider u. A. Szent-Györgyi, Biochem. Z. 240, 454 (1931).
76) A. Szent-Györgyi u. Mitarb., Z. physiol. Chem. 244, 105 (1936); 224, 1 (1934); 236, 1 (1935).
77) H. v. Euler u. Hellström, Z. physiol. Chem. 255, 159 (1930).
78) Th. Thunberg in Abderhalden, Handb. d. biolog. Arbeitsmethoden, Abt. IV., Teil 2, 2296 (Berlin 1926).
79) H. v. Euler, Chemie der Enzyme, II. Teil 3 Absch. S. 523. (München 1934.)
80) F. Knoop u. C. Martius, Z. physiol. Chem. 242, I (1936); 246, II (1937); C. Martius, Z. physiol. Chem. 247, 104 (1937); 257, 29 (1939).
81) H. A. Krebs u. Johnson: Enzymologia 4, 148 (1937).
82) K. B. Lehmann, Arch. Hyg. 14, 135 (1892).
83) H. Bergstermann u. H. D. Lummer, Arch. exper. Path. 204, 509 (1947).
84) B. Bloch, Arch. Derm. 136, 231 (1921); Z. exper. Med. 5, 179 (1917).
85) J. H. Quastel u. A. H. M. Wheatley, Biochem. J. 26, 725 (1932); 28, 1521 (1934); 32, 936 (1938); Proc. Roy. Soc., London B 112, 60 (1932); D. R. Davies u. J. H. Quastel, Biochem. J. 26, 1672 (1932); Michaelis u. J. H. Quastel, Biochem. J. 35, 518 (1941).
86) F. Dickens, Biochem. J. 27, 1141 (1933).
87) L. Michaelis u. Schubert, J. biol. Chem. 106, 331 (1934).
88) F. G. Hopkins, Biochem. J. 15, 286 (1921); 32, 611, 1829 (1938).

89) E. J. Morgan u. J. E. Friedmann, Biochem. J. **32**, 862 (1938).
90) H. Bergstermann u. W. Stein, Biochem. Z. **317**, 217 (1944).
91) H. v. Euler, Erg. Physiol. **38**, 1 (1936).
92) H. Theorell, Erg. Enzym. Forsch. **6**, 111 (1937).
93) F. G. Fischer u. Eysenbach, Liebigs Ann. **529**, 87 (1937); **530**, 99 (1937).
94) D. C. Sutton u. H. C. Lueth, Arch. int. Med. **45**, 827 (1930).
95) J. F. Lehmann, Am. J. Physiol. **119**, 111 (1937).
96) P. Heinbecker, Am. J. Physiol. **89**, 58 (1929).
97) M. Thompson u. H. S. Kimball, Proc. Soc. exper. Biol. u. Med. **34**, 601 (1936).
98) E. Kugelberg, Brain **69**, 310 (1946); Arch. Neurol. Psychiatr. **56**, 507 (1946).
99) M. Kissin, J. clin. Invest. **13**, 37 (1934).
100) R. O. Loebel, Biochem. Z. **161**, 219 (1925).
101) W. M. Fletcher u. F. G. Hopkins, J. Physiol. **35**, 266 (1907).
102) J. Parnas u. R. Wagner, Biochem. Z. **61**, 387 (1914).
103) O. Meyerhof, Pflügers Arch. **182**, 232 (1920).
104) P. Schenk, Arch. exper. Path. **99**, 206 (1923).
105) H. Druckrey, Verh. Dtsch. Ges. Kreislaufforschg. **14**, (Dresden 1941); Int. Physiol. Kongr. (Zürich 1938).
N. Brock, H. Druckrey u. H. Herken, Arch. exper. Path. **188**, 436 (1938); **191** 687 (1939; **193**, 711 (1939); Biochem. Z. **300**, 1 (1938).
106) O. Riesser, Helvet. med. Acta **9**, H. 6 (1942).
107) F. Eichholtz, Lehrb. d. Pharmakologie (Berlin 1948).
108) R. M. Moore u. R. E. Moore, Am. J. Physiol. **104**, 259 (1933).
109) S. Perlow, P. Markle u. L. N. Katz, Arch. int. Med. **53**, 814 (1934).
110) L. N. Katz, E. Lindner u. H. Landt, J. Clin. Invest. **14**, 807 (1935).
111) H. Pechstein, Biochem. Z. **68**, 140 (1915).
112) R. W. Gerard u. O. Meyerhof, Biochem. Z. **191**, 125 (1927).
113) E. G. Holmes u. R. W. Gerard, Biochem. J. **23**, 738 (1929).
114) G. L. Maison, Am. J. Physiol. **127**, 315 (1939).
115) H. T. A. Haas, Arch. exper. Path. **197**, 161 (1941).
116) R. S. Garan, Arch. exper. Path. **188**, 250 (1938).
117) E. A. Zeller, Schweiz. med. Wschr. **70**, 1605 (1941).
118) S. R. Rosenthal u. D. Minard, J. exper. Med. **70**, 415 (1939).
119) S. Bommer, Klin. Wschr. **3**, 1758 (1924).
120) H. Rhode, Arch. exper. Path. **91**, 173 (1921).
121) K. Harpuder u. I. D. Stein, Am. Heart J. **25**, 438 (1943).
122) F. Verzár, Schweiz. med. Wschr. **1941**, 878; **1942** Nr. 25; Vitamine und Hormone **1**, 85 (1941).
123) A. Hardt, Unveröffentlicht.

124) Eichholtz u. Muschaweck, Unveröffentlicht.
125) A. Szent-Györgyi, Z. M. Bacq, M. Goffart, Nature (brit.)
143, 522 (1939).
Z. M. Bacq, Arch. internat. Pharmacodyn 63, 59 (1939).
126) A. Jarisch, Z. Kreislaufforschg. 33, 267 (1941);
A. Amann u. A. Jarisch, Arch. exper. Path: 201, 46 (1941).
127) U. Ebbecke, Pflügers Arch. 190, 250 (1921); 195, 300, 324, 555
(1922); 197, 482 (1923).
128) J. C. Eccles, Ann. Rev: Physiol. 10 (1948).
129) R. Granit u. A. Lundberg, Acta Physiol. Skand. 13, 334 (1947);
C. G. Bernhard u. R. Granit, J. gen. Physiol. 29, 257 (1946).
130) F. Bremer, Am. Rev. Physiol. 9, 457 (1947).
131) Amberson, Parpart u. Sanders, Am. J. Physiol. 97, 154 (1931).
132) Schmitt, Am. J. Physiol. 95, 650 (1930);
Schmitt, Skow u. Bueker, Am. J. Physiol. 108, 14 (1934);
Schmitt u. Skow, Am. J. Physiol. 109, 93 (1934).
133) A. Fleckenstein, Pflügers Arch. 250, 643 (1948).
134) A. Hardt u. A. Fleckenstein, Arch. exper. Path. 207, 39 (1949)
135) F. Eichholtz u. G. Hoppe, Arch. exper. Path. 173, 687 (1933).
136) H. Boeminghaus u. M. Kochmann, Arch. exper. Path. 141.
237 (1929).
137) C. Finsterwalder, Pflügers Arch. 153, 546 (1913).
138) R. Chiari u. H. Januschke, Arch. exper. Path. 65, 120 (1911)
139) A. D. Hirschfelder, Am. J. Physiol. 70, 507 (1924).
140) S. Woronzow, Pflügers Arch. 203, 300 (1924); 207, 279 (1925).
141) W. Thörner, Pflügers Arch. 206, 411 (1924).
142) H. Schaefer, Luftfahrt med. 6, 314 (1942).
143) H. Göpfert u. H. Schaefer, Verh. D. Ges. Kreislaufforschg.
14, 119 (Dresden 1941).
144) A. Fleckenstein u. A. Hardt, Klin. Wschr. 27, 360 (1949).
A. Fleckenstein, W. Brose, H. J. Canis u. A. Förderer,
Arch. exper. Path. (im Druck).

Namenverzeichnis

Sachverzeichnis

If you have any concerns about our products,
you can contact us on
ProductSafety@springernature.com

In case Publisher is established outside the EU,
the EU authorized representative is:
**Springer Nature Customer Service Center GmbH
Europaplatz 3, 69115 Heidelberg, Germany**

Printed by Libri Plureos GmbH
in Hamburg, Germany